解密心肺复苏

主　编　付　晶　李俊英

副主编　李　鑫

编委名单（按姓氏笔画排序）

付　晶（四川省人民医院）

李　鑫（四川省人民医院）

李俊英（四川省人民医院）

U0197346

北京大学医学出版社

JIEMI XINFEI FUSU

图书在版编目（CIP）数据

解密心肺复苏 / 付晶，李俊英主编 . —北京：北京大学医学出版社，2023.6

ISBN 978-7-5659-2825-3

Ⅰ. ①解… Ⅱ. ①付… ②李… Ⅲ. ①心肺复苏术 – 普及读物 Ⅳ. ① R605.974-49

中国国家版本馆 CIP 数据核字（2023）第 013360 号

解密心肺复苏

主　　编：付　晶　李俊英
出版发行：北京大学医学出版社
地　　址：（100191）北京市海淀区学院路 38 号　北京大学医学部院内
电　　话：发行部 010-82802230；图书邮购 010-82802495
网　　址：http://www.pumpress.com.cn
E - m a i l：booksale@bjmu.edu.cn
印　　刷：北京金康利印刷有限公司
经　　销：新华书店
责任编辑：靳新强　　责任校对：靳新强　　责任印制：李　啸
开　　本：710 mm×1000 mm　1/16　印张：13.25　字数：192 千字
版　　次：2023 年 6 月第 1 版　　2023 年 6 月第 1 次印刷
书　　号：ISBN 978-7-5659-2825-3
定　　价：89.00 元

前言　生命的尊严

　　如今，在我们国家，不管是发达的一线大都市还是悠闲的小城市，医院的规划和硬件设施都已经无限地趋向于标准化。比如，一进医院大门，你就会在门诊大楼的旁边看到一栋不怎么起眼的副楼，但门口的两个字却非常醒目——急诊。

　　随着我国医疗卫生事业的迅猛发展，急诊科在医院建设中的比重不断增加，成为集中高精尖设备、融合全新医疗技术、响应时间不断缩短的医疗战线上的排头兵。这一切只因为，守护人民群众的生命安全，就是急诊存在的目的。

　　所以，你会看到，急诊科里永远都是一片忙碌和紧张的景象。按照规定，急诊科是全年24小时医生和护士值班，无节假日。因为各种病患、事故、伤痛不会踩着上下班的时间点来，那些危急重症患者往往都是由120急救车拉过来的。到了急诊科，我们会根据患者的情况快速展开相关的检查和治疗，运用各种急救技术和设备先将患者的生命体征稳定，之后再转入相关科室深入治疗，起到一个分诊的作用。比如遇到心肌梗死的患者，我们在采取急救措施后，会立即联系心内科医生进行介入治疗；遇到脑梗死的患者，我们会联系神经内科进行相关的救治；遇到手指断掉的情况，处理完伤口后，外科手术就会在外科医生的指导下进行。总之，急诊科的医生们一方面对患者进行紧急的相关医护人员处理和治疗，一方面分析患者病情，请各相关科室进行配合治疗。

　　急诊科接诊的都是一些突发紧急的急症，因此要求医护人员能迅速分析判断病情。如果我们对患者的分析判断出现错误，就很容易误诊。对于急诊科医生来说，尽全力稳定各种突发的病情，拯救在生死线上挣扎的生命，直面死神，这就是每一天的日常。

因为这个工作的性质，急诊科的医生们每一个都可以说是医学方面的多面手，掌握了多项急救技术，比如心肺复苏术、气管插管术、各种应急急救术等，还能应付急性中毒、过敏性休克等稀奇古怪的病症。

作为急诊科医生，每天要面对太多生死，从业20年来，我们越来越被这份工作所带来的责任感、成就感打动，也越来越热爱这份事业。之所以起了念头想创作一部关于心肺复苏术的科普作品，是因为这些年在反复的临床实践中，我们虽然练就了一身救命的本领，但却越来越感觉到普通人在面临突发急症时的弱小和无奈。

如今，心血管病已经成为威胁中国人健康的头号杀手，各种原因引发的心肌梗死、心搏骤停带走了多少本来可以延续的生命，让多少家庭遭遇霾耗。那么，如果大家都能尽量多地掌握心肺复苏术，懂得在面对这些突发疾病时的正确处理方法，是不是就能让更多的人从死神的手中逃脱？同时，我们作为一个急诊科的团队和团队中的个体，也很想把我们最真实的工作状态展现给大家。

有了这样的想法，我们就开始策划、思考，每个人都很努力，尽量不让每天繁忙的工作把这个刚刚萌芽的念头直接灭掉，趁着短暂的闲暇赶紧提起笔。经过近一年的努力，这是我们完成的第一本写给每个中国人的有关心肺复苏的书。

近几年，心肺复苏的培训其实在各个地区开展得如火如荼，很多便携的救治设备也已经走进了城市的各种公共场所，甚至幼儿园的小朋友都开始接受初步心肺复苏方面的训练。

但是，我们相信，用书籍传播知识，永远是最有力、最有效果的方式。因此，我们想把心肺复苏术的方方面面一一展现给大家，让大众感受到现代医学的伟大和魔力，我们也更希望除了医务工作者，有更多的大众能加入急救者的队伍，人人都能掌握更多的自救、互救技能，共同捍卫生命的尊严！

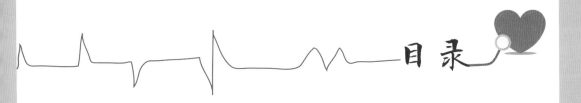

目 录

|第一章|
与心脏相遇在科普中

第一节 何谓心肺复苏

我们作为普通人，需要掌握什么样的技能才能挽救心脏病人的生命？

让我们试想一下，当你眼前一黑，倒在地上，心脏停止跳动，如果此时身边就有能救你一命的东西，说不定你就避免了死亡的命运。抑或是你身边突然有人捂着胸口倒地，因为心脏出问题丧失意识，这个时候你如果掌握了心肺复苏的技术，你是不是就成了拯救这个人生命的超人、蜘蛛侠、蝙蝠侠。

那么，现在就让我们来揭晓谜底，请出我们的主角——心肺复苏术。

近年来，心肺复苏术在很多场合都被提到，大众对它并不陌生，但从它的名字就能知道它对我们有着什么作用。如果用专业术语来表述，心肺复苏术就是在我们心脏出问题的情况下紧急救治的专业方法。

不过，要说清楚心肺复苏术，我们先来认识另一个专业的概念——心搏骤停。

在这里，我们的心脏就有话要说了——每天我分秒无休地工作，大家不应该先认识一下我吗？先上一张我自己比较满意的照片，如何（图1-1）？

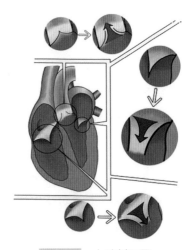

图 1-1 心脏剖面图

1

我叫心脏，长相标致，拳头大小，有着两房两室，人送外号：永动机。我左右两边的房间是不能直接相通的，都有自己的进出通道。左边的通道是从肺静脉开始，经过左心房、左心室到主动脉；右边的通道从腔静脉开始，经过右心房、右心室，到肺动脉。左边的心房和心室之间有两片瓣膜，俗称二尖瓣，负责把守左心房和左心室之间的大门，心脏收缩时，它就打开大门，控制血液从心房流向心室而不允许血液倒流。左心室这里呢，又通过一个叫主动脉瓣的瓣膜连接到我们身体最粗最壮的那根大动脉——主动脉（我们在涮火锅时吃的黄喉其实就是猪的这个部位）。主动脉瓣的作用就是保证血流在心脏收缩时从左心室流向主动脉，完成一次完美的射血。右边的房和室之间有个分为三片的瓣膜，俗称三尖瓣，它负责把守右心房和右心室之间的大门。人全身的静脉血最终会回流到腔静脉，静脉血进入右心房，三尖瓣开放，血流进入右心室，再通过肺动脉瓣进入肺动脉。

以上就是我在人体中每一次收缩和扩张所做的工作，看到这里你是不是已经觉得脑袋都大了，其实就是想让大家浅浅认识一下帅气的我，毕竟，我是要陪伴你一辈子的。

▶ 第二节　致命的心搏骤停

心搏骤停在医学上来说，是指各种原因导致的心脏突然停止搏动，心脏的泵血功能消失，全身缺血、缺氧，不及时救治会导致死亡，就好比汽车的发动机突然熄火。我国心搏骤停的发生率正逐年攀升，每年因心源性猝死的人数近 55 万，发病率逼近发达国家水平，但整体救治率却远远低于发达国家。

可以说，这个"致命杀手"正悄悄地埋伏在每个人的身边，伺机向我们发动凌厉的攻击。而在生活中和新闻事件上，我们其实也已经听闻过它的厉害。2019 年，台湾明星高以翔猝死在综艺节目录制现场；2021 年欧洲杯赛场上惊魂一幕，丹麦球员埃里克森突然倒地、心搏骤停，现场上演生死时速；

成都急诊界赫赫有名的 M 老师突发胸痛，实力上演教科书式"真实演练"，在急救过程中，还处于清醒状态的 M 老师亲自指挥，抢救自己，到了救护车上他突然心搏骤停，医院急救团队争分夺秒，成功救回心搏骤停 20 分钟的 M 老师……

这些案例，无一不向我们表明，心搏骤停离我们非常近，每一个人都可能会与它相遇。

此外，还有一组数据更能说明问题——我们国家有 80% 的心搏骤停发生在院外，治愈率仅 1%。也就是说，绝大部分发生心搏骤停的人，他们倒在某个地方，在很短的时间内得不到救治，就永远地离开了亲人、朋友、爱人。

在这里，我们一定要记住一个重要的时间点——心搏骤停救治的黄金时间仅为 4~6 分钟。错过了这 360 秒，患者就错过了生的希望，所以救援刻不容缓。

那么，第一现场，如果你作为第一目击者，该如何在第一时间来判断眼前倒在地上的人是否发生了心搏骤停呢？这个过程需要三个步骤：第一，判断意识，在这个步骤中我们要记住：用力拍打患者的双肩，在他的耳边大声呼唤，如果没有反应，就可以判断他已经丧失意识；第二，判断呼吸，观察患者的呼吸有没有异常，比如节奏不齐且很慢，甚至呼吸停止。判断患者有没有呼吸的办法很多，比如我们可以用手或者耳朵贴近患者鼻孔附近，感受有没有气流通过；用眼睛观察患者的胸廓有无起伏等。正常人每分钟呼吸次数是 12~20 次，而且节律很整齐；第三，判断循环，我们可以用手按住患者的颈动脉，试探他有没有搏动。颈动脉在哪里呢？我们用示指和中指并在一起沿喉结（颈部中间段凸起那个较硬的地方，男士比较明显）向外延展 2 厘米左右的距离，正常情况下，指尖可以感受到有力的搏动感。当然，我们还可以通过触摸脉搏来判断（就是中医号脉的那个地方）。如果觉得第三点做起来有些困难，那么我们做好前两点即可。最新版 AHA（美国心脏协会）心肺复苏指南明确提出：非从医人员仅需要进行意识和呼吸的判断即可。

现在让我们来复习一下，判断心搏骤停需要三个步骤，一看意识，二看呼吸，三看循环，这三个步骤需要在 10 秒内完成。对于非医护人员的我们来说，这几个步骤非常重要，因为涉及急需开展的救命操作——心肺复苏术。

当然我们也不能盲目救人，心搏骤停不等于昏迷、晕倒。我们常会碰到倒地的人，但他们其实只是倒地而已，神志是清醒的。如果这个时候，我们盲目开展心肺复苏，胸外按压那个感觉对于我们来说会有一种爽的感觉，说不定已经把人家的肋骨按断了几根。这样的英雄行为只能说——很尴尬。

第三节　急诊江湖的杀手三兄弟

前面，我们已经初识心搏骤停这位"杀手"，现在我们需要进一步看看它到底有什么杀手锏能对我们的生命造成致命的打击。

话说，它的一大致命武器，是被急诊江湖中称为"心室颤动"的杀人术。不管什么疾病导致的心搏骤停，最常见的原因就是心室颤动，简称室颤，80% 的心搏骤停都是它的"杰作"。

在领教这个狠角色的手段之前，我们需要先认识一位仁兄——窦房结。它和我们每一次心跳息息相关，广告中不是经常来一句"用心感受你的每一次心跳"吗，这次心跳就是这位仁兄在操控。我们每个人的心脏都是两室两厅的配置：左右心房和左右心室，这位仁兄的私宅就在右心房边上，建筑构造呈一个马蹄形，很时尚。经常有朋友会在体检以后问医生，心电图提示窦性心律是什么意思。医生都会回答：恭喜你，这说明你的心脏工作正常。

窦房结每分钟发出 60~100 次的神经冲动，沿传导系统传导到心脏各处，然后心脏收缩、舒张，完成一次完美的跳动。

可以说，这是世界上最美妙的节奏。然而，江湖太险恶，"杀手"的突然到访分分钟打破这个完美的节奏，窦房结实力不敌，甘拜下风，我们的心脏开始无节奏地跳动，心室颤动发生，各种混乱导致心脏无法正常工作，运作戛然而止。这个时候，人就会意识丧失、倒地、抽搐，甚至死亡。因此，急诊江湖发布了通缉令，让我们来看看这位"杀手"的画像（图 1-2）：

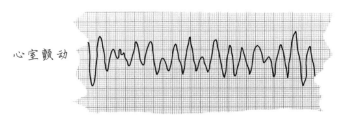

图 1-2　心室颤动自画像（老大）

再来看看窦性心律的照片，相比之下，窦房结仁兄可以说真是追求完美的处女座，连工作都这么一丝不苟地让画面好看（图 1-3）。

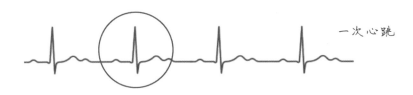

一次心跳

图 1-3　窦性心律

我们可以看到，室颤完全没有节律可言，像一位幼儿园小朋友的简笔画，大小高低各不相同，这样一个蹦迪的节奏怎么能让心脏安心工作呢，真是一个"乱"字了得！

其实，这位"杀手"还有两兄弟，也是武功高强，和老大"室颤"一起号称"急诊江湖的杀手兄弟"，它们分别是心室扑动和无脉性室性心动过速。

三兄弟经常一同犯案，导致人心律失常，而且作案手法一致，就是"快、很快、更快"。我们来看他俩的画像（图 1-4）：

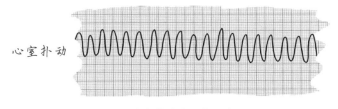

a. 心室扑动自画像（老二）

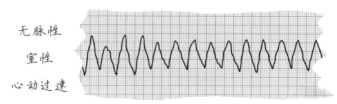

b. 室性心动过速自画像（老三）

图 1-4　心室扑动和室性心动过速

老二、老三的图像相比老大室颤而言，长相还算过关，大小高矮均一，但仍然是个快节奏，长相变异，全是小山坡的模样。记住一点，老三的杀气和老大一样，一旦出现摸不到脉搏跳动，现场血雨腥风，患者会意识丧失、倒地、抽搐，甚至死亡。

总结一下，心搏骤停之前我们常会遇到以上三种情况的心律失常：心室颤动、无脉性室性心动过速和心室扑动，前两者危害极大，致死率很高。

对于心室颤动和无脉性室性心动过速，在医院里，医生会立即进行电除颤，这个时候就需要除颤仪，就是大家经常在电视上看到的急诊科医生拿在手里的两块长方形的物体，放在病人胸前，充电完毕，旁人躲开，然后"啪"的一声放电的情景。

但前面我们说过，绝大部分的心搏骤停发生在医院外，那里可没有现成的医生和除颤仪，遇到这种情况怎么办呢？难道就傻站在那里看着患者失去生命吗？

急诊江湖怎么可能缺高手呢？经过不懈的努力研究，现在我们有了AED——体外自动除颤仪。如今，各大城市的地铁站、机场、商场等公共场所都能见到它的身影，绿茵场上突然倒地的埃里克森能够被幸运之神眷顾，少不了AED的功劳。我们在后面的章节会对AED做详细的介绍。

|第二章|
拿什么拯救你——心肺复苏术

▶ 第一节 一条特别的链环——生存链

何谓"生存链"，顾名思义，肯定是与我们生命息息相关的一条链环，环环相扣，缺一不可，在整个心搏骤停救治的过程中自带光环。最初，它和奥运五环一样也是5个环，2020年AHA（美国心脏协会）将它增加到了6环，来看示意图（图2-1）。

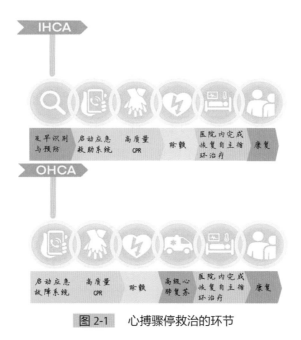

图2-1 心搏骤停救治的环节

　　六个环环数清楚了么？记住，它比五环多一环。每个环都代表一个救治措施，上面图（IHCA）是指在医院内发生心搏骤停的生存链，我们重点看下面那个图（OHCA），发生在医院外的心搏骤停的生存链。第一个环，启动应急反应系统（emergency medical service system，EMSS）：说得简单一点，就是现场多喊几个人帮忙，拿出手机拨打120，最好能找一下附近有没有AED。第二个环，重点环，成败在此一举，心肺复苏术，我们今天介绍的主角之一。高质量的心肺复苏是心搏骤停者救治的关键，这个操作在电视剧、电影中出镜率也是相当的高，可能大家貌似多少都会一点。第三个环，除颤，当然是由大神AED来完成，现场可没有医院里面那种除颤仪，我们国家公共场所AED的配置率还是远远不足的，还需要大力推广。第四环，从这个环开始就不是需要大家完成的了，接力棒在这一棒完美交接，120救护车会把病人转送到医院，在医院里面由专业人员完成高级心肺复苏，这时会用到静脉药物、气管插管、呼吸机。第五环，心搏骤停后恢复自主循环治疗，基本都是在医院监护室里完成，简单点说就是依靠药物、仪器维持正常的心跳、血压、呼吸和脏器功能。第六环，康复，这一环在2020年之前是没有的，专家们发现部分心搏骤停病人就算救治成功，但是因为各种因素醒不过来了，尤其是大脑缺血缺氧时间太长导致脑功能难以恢复，就是常说的植物人状态，再或者是有脏器功能受损，这些幸存者的生活质量并不高，甚至很差，所以在AHA 2020版心肺复苏指南里面加入了康复这个环节，建议这部分幸存者在心搏骤停后数月，甚至数年持续进行综合医疗、康复、护理治疗。目前全球已经陆续建立心搏骤停后复苏中心，主要针对的就是心搏骤停复苏后患者神经系统的功能恢复，这一点其实也反映出了当代医学的精髓，不仅局限在治病救人这个层面，更提高到了人文关怀，追求更完美的治疗目标。

第二节 心肺复苏术小史

心肺复苏术简称 CPR，历史上最早关于 CPR 的官方报道可追溯到 1700年，法国科学院公布了在巴黎对溺水患者进行口对口人工呼吸救治的实践报道，1891 年报道了最早对人体施行胸外按压，而当 Peter Safar 第一次把心脏按压和呼吸结合起来抢救病人，"心肺复苏术"才算真正意义上的出现，挽救了大量生命垂危的患者。到了 20 世纪 50 年代，经历长达 4 个世纪的时间，现代心肺复苏术基本成形。当然，中国这个拥有五千多年文明史的泱泱大国，凭借古人的智慧，我们早就探索出了心肺复苏术。汉代相关记载，东汉张仲景所著《金匮要略》和同时代的《华佗神方》（后人辑录）一书中对于心肺复苏就有类似的描述。这是迄今世界上最早的关于胸外心脏按压等复苏抢救的详细记载，比西方早约一千多年，可以说古代的神医们实在厉害。到了晋代和六朝时期，医者们更加重视人工呼吸，最有意思的是他们将葱根之类的食材放在患者鼻孔处，利用这种特别的味道来刺激患者咳嗽或喷嚏来达到复苏效果，这就是鼎鼎有名的"咳嗽心肺复苏法"。他们还制作了"口咽通气管"（放置到昏迷患者咽喉部保持气道通畅），取材于芦管，置于口咽部位吹气，用芦管吹气复苏正是当今人工呼吸时的"口咽通气管"在古代的最早雏形。

到了唐朝，医者们将心肺复苏术又做了进一步的改进，据史书记载，他们首次用灸法急救：在已有心脏按压、人工呼吸、刺激（咳嗽）复苏、药物灌服等基础上又引入艾灸刺激有关经穴温通经脉、调和气血以加强综合复苏效果，提高抢救成功率；然后是用口咽吹气管的更新应用：将芦管改进为竹管，加以塞鼻、塞耳，既增加了口咽管的硬度，保证控制气道，更防止气流从各处外泄，以提高足够的通气压力；然后是延长复苏时间。所以说唐朝不只有杨贵妃，还有很多医术精湛的医者、研究者和践行者。到了明代，心肺复苏术普及到了市井百姓中，这个现代社会努力的目标我们的古人在明代就实现了。时至清代，心肺复苏术已经发展到了鼎盛时期，医者们总结并完善了复苏方法，特别值得一提的是制定了先后有序的多达十余个步骤的复苏流程，并推广至海外。

1966 年，出于救治生命的目的，也是当时红十字会和各医疗卫生机构对于规范抢救方法和培训计划的需求，美国国家研究委员会于 1966 年出版了最早的 CPR 指南。2000 年 AHA 出版了基于循证医学方法的全面的 CPR 与心血管急救指南。从此以后，AHA 每 5 年进行一次指南更新。

第三节　开始操练起来——心肺复苏术

如果说，前面的知识点都是在写在书本上的文字，那么接下来的章节我们可能需要动起来了——心肺复苏术历经几个世纪的沉淀，现在已经是一套几乎接近完美的操作流程，全世界通用。当然，它和奥运会跳水比赛不一样，跳水比赛有规定动作和自选动作，心肺复苏术只有规定动作，切忌自由发挥。

我们先通过几个数字和时间点来认识一下什么叫"时间就是生命"：1 分钟内实施胸外心脏按压，抢救成功率可达 90%；4 分钟内实施胸外心脏按压，成功率降至 50%；10 分钟以上开始抢救，患者的死亡率几乎为 100%；每延误 1 分钟成功率下降 10%！

大家是不是感觉到了和死神赛跑的感觉，人类作为在自然界生存的顶级生物，只能说能繁衍到如今，实在是聪明，除了和各种自然灾害、病原菌坚持不懈地作斗争，还要绞尽脑汁想出各种办法和死神抢时间。

发现有人倒地，你勇挑重担，准备用你学到的知识来救治他，一切感觉起来似乎都那么自然顺畅，可是试想一下，此时的现场，你就是那个执行救治的主角，身边的场景根本不是书本上讲的那样秩序井然，真实的情况现场常是一片混乱，毕竟大多数人都没有这样的经验，现场看热闹的、在旁边指导你的、而你面对的可能是自己第一次实操心肺复苏术，各种复杂的情绪让你有点不知所措。在这样纷杂的场景中，请你深呼吸，告诉自己"我可以"，因为，CPR，就是让一片混乱变得有秩序的鼓点！好戏开场，请站起来，跟着我们的节奏动起来。

我们在现场开展的心肺复苏叫做"初级生命支持（basic life support，BLS）"，又叫现场急救，可使心搏骤停病人心、脑及全身重要器官获得最低限度的紧急供氧（通常按正规训练的手法可提供正常血供的 25%~40%）。这部分内容是你能够出手相助的。

Part I

评估现场安全。切忌在危险的环境下进行救治，比如倒塌的楼房里、面临可能二次坍塌风险的山脚、火灾现场等，请先保证自身安全，然后把患者转移到安全、易于施救的场地（这点应该很好理解吧），将患者平置在硬实的平面上。

Part Ⅱ

解开倒地者衣领，请您尽量用 10 秒以内的时间迅速完成对倒地者意识、呼吸和循环的评估（前面提到过，做好前两者即可），记住双侧轻拍和大声呼喊，万一你就遇到一个一侧听力有问题的呢。对无意识、呼吸异常者立即开始心肺复苏！

Part Ⅲ

呼救，就是前面提到的生存链的第一环，如果周围帮忙的人多，最好能够分工干活，一人负责查找并获取附近的 AED，一人负责拨打急救 120，当然，主角——你，马上准备进行心肺复苏术的第一步：胸外心脏按压。

Part Ⅳ

胸外心脏按压，你需要跪于患者一侧，做好按压准备，Ready, go! 消耗体力的运动来了，半小时做下来的强度不比狂奔 200 米轻松，甚至后面几天都会感受腰酸背痛的滋味。可是，光有体力显然是不够的，更需要按照规定动作的要求完成。

所谓规定动作的要点，请听详解：

部位：

胸骨（就是我们胸部正中那个连着两边肋骨的骨头）中下三分之一的位置，男性比较好定位，就是两乳头连线的中点。特别提醒一下，不要想到我们心脏长在左侧，就把按压位置定位在左前胸，这样的按压估计肋骨战亡率不低。

按压姿势：

规定动作来了，技术分一定要拿够哦。迅速找到按压点，伸出左/右手，掌根定位于按压点，五指打开，整个手掌以掌根为支点微上翘，另外一只手随即置于定位手上方交叉，这个姿势保持住，整个按压过程都不能变形。然后双上肢打直，利用整个上半身的重力垂直于患者身体进行有节律的按压。重点提醒：在每一次向下按压时，肘关节一定稳住，切忌切忌不能弯曲，因为我们借用的是整个上半身的力量，而不是手的力量。肘关节一弯，喔唷，就

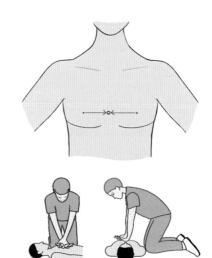

图 2-2　按压姿势

露怯了。记住了吗？这个动作怕是要拿技术满分哦（图 2-2）。

按压深度：

至少 5 厘米，问题来了，这是个什么概念呢？在现场我们也不可能拿把尺子测量按压深度有没有 5 厘米，所以你只要做到尽力按压即可，女性朋友可能需要用点劲。

按压频率：

100~120 次/分钟，又来一个抽象的操作，到底有多快？换算一下，基本就是平均一秒钟做两次左右按压。关于这个按压频率，可以告诉大家一个妙招——我们都会唱《我爱北京天安门》这首歌吧，用唱这首歌的节奏来进行按压，一个字按一次。

不过，记住上面那些要点对于一个高质量的心肺复苏还不够，在按压过程中还需要注意以下几点：按压过程尽量不要中断，持续按压最好；按压力度要均匀，不要冲击式按压，要让胸廓充分回弹后再按压下一次；整个按压过程，我们的掌根是不移动位置、不离开按压点的。

那么，明白了胸外心脏按压的步骤，聪明的我们，知其然必须知其所以然，胸外按压的工作原理究竟是什么呢？在这里，就要提到关于两个泵的概念，心泵和胸泵。顾名思义，"泵"一定是有压力的装置，看看，物理知识来了，用泵的目的是让停止跳动的心脏间接发挥泵血的功能，维持我们正常的循环。

心泵理论。1960年，医生马斯等发现有节律地按压胸骨可使胸骨和脊柱之间的心脏被挤压，推动血流前进，按压结束时心室舒张会产生吸引作用，就是一个负压，血流返回充盈心室，反复按压致使血流在心脏和血管中流动起来，从而建立循环。心泵理论最终达到的目的是构建一个人为的心脏泵血功能。

胸泵理论。上面的心泵理论完全符合我们心脏泵血的生理过程，可以解释胸外按压的原理。可是，到了20世纪80年代，有学者通过心肺复苏时的心脏彩超发现，其实我们在进行胸外按压时，心脏有个叫二尖瓣的瓣膜是没有活动的（二尖瓣位于左心房和左心室之间，类似于一个闸门，控制血流从心房进入心室而不反流），处于持续开放状态，把门失守了，也就是说此时的心脏就是一个血流通过的通路而已。所以，学者们认为，胸外按压改变的是胸腔内大血管的压力，从而推动血流循环起来。

目前，学术界普遍认同的是胸泵理论，二者之争还将持续下去。但是，对于非学医的大众来说，管它心泵还是胸泵，只要按出泵的作用不就完事了吗，只要胸外按压有效就是高质量的心肺复苏。

现在我们回到正题，继续来说心肺复苏。

Part V

开放气道。相信大家都在电视上看到过这样的场景，胸外按压以后会口对口进行人工呼吸，其实在进行人工呼吸之前还有一个规定动作要完成，就是需要给患者开放气道。什么意思呢，开放气道其实包含了两个动作。第一个动作：清除异物，昏迷病人口腔里会堆积一些东西有堵塞气道的风险，比如痰液等分泌物、义齿（很常见），溺水者口腔里甚至可以看见淤泥等物质，需要我们在进行人工通气前及时清理、通畅气道，这一点很好理解吧。然后我们把患者头偏向一侧，用手指或餐巾纸清除掉这些物质。第二个动作：开放气道，从解剖学角度来看，我们在平卧位时容易舌根后坠，堵塞在气道开口处，导致气道狭窄，影响人工呼吸的效果，所以必须通过一定的方法让患者的气道尽量处于一个通畅状态，减少气道堵塞风险，尤其对于一些肥胖、脖子较短的患者，这个时候需要采取一些手法来开放气道，我们常用的是"仰头举颏法"和"双手抬颌法"。来看一下示意图 2-3：

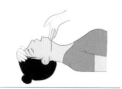 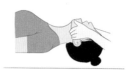

a. 仰头举颏法　　　　　　　　b. 双手抬颌法

图 2-3　开放气道

打开患者气道的标准是，患者下颌与耳垂的连线垂直于地平线，这样就说明气道已经被打开。

Part Ⅵ

口对口人工呼吸

大家最关注的动作来了，这可和亲吻不一样，是在救命。请伸出你的手，一手捏住患者鼻子，大口吸气，迅速俯身，用嘴包住患者的嘴，快速将气体吹入，观察患者的胸廓是否因气体的灌入而扩张。吹完气后，松开捏着鼻子的手，让患者气体呼出，两次为一组，重建呼吸。友情提示一下，吹完气一定记得松开你捏鼻子的手，不然患者就只有进去的气没有出来的气啦，经常会有人在这个步骤忘记松手。需要特别说明的一点是，鉴于卫生和传染病问题（比如新冠肺炎流行期间），如果有条件尽可能放一张干净的手帕或者纸巾在患者嘴上再进行吹气。当然，国外911急救人员的急救包里会有一个面罩，可以直接放置于患者面部遮盖住鼻子和嘴，通过这个面罩吹气，可以做到较好的个人防护。希望未来我们国家也能借鉴这个比较好的经验。

好了，学习完心肺复苏术几个核心步骤，我们再来做一个总结：CPR必须遵循的顺序是C（循环）–A（气道）–B（呼吸），切记切记，这是一个完美的CPR的灵魂所在，给一个好记的中文名"砍布"，也可以记cab（出租车）。最后总结一个要点：胸外按压和人工呼吸的比例为30∶2，意思是胸外按压30次，进行两次人工呼吸，再接着30次按压，再进行两次人工呼吸……如此循环进行。

第三章
让一颗跌跌撞撞的心重回正轨——电除颤/AED

第一节 心率与心律

伸出你的双手轻轻放在左胸前，闭上眼感受一下世界上最动听的节律——心跳，而这个节律竟然是电控的，至于电从哪里来，反正不是安装电池或者充电宝充电来的，你只需要知道上帝创造的人类就是一个非常神秘而高级的生物。发放电冲动的地方叫"窦房结"，是心脏的起搏点，是指挥心脏跳动的最高司令官，窦房结发放的电冲动通过传导系统传导到心肌细胞，心肌收缩，完成一次完美"心跳"。民间有一种说法：一个人一生的心跳次数是有限的，心跳的快慢决定着人寿命的长短，心跳越慢的人，活的时间就越长。事实真的如此吗？心跳慢的人真的更长寿吗？让我们以一个正常人每分钟心跳75次来计算，如果这个人活到80岁，心脏大约跳动30亿次，这可是一个天文数字。所以心脏于人体而言可真是劳苦功高！

心脏的跳动遵循一定的频率和节奏，也就是"心率"和"心律"，这两个概念对于非专业人士常会搞混淆。第一个"心率"是"速率"的"率"，指的是心脏每分钟跳动的次数。正常人的心率是每分钟60~100次。如果心跳高于每分钟100次是心动过速，如果心跳低于每分钟60次是心动过缓。

第二个"心律"是"节律"的"律"，顾名思义就是心脏跳动的节奏。我们可以把工作时的心脏比作一支乐队，如果节拍混乱了，演奏出来的曲子就会杂乱无章。"心律"也是如此，如果心脏跳动节奏忽快忽慢不规律，就发生了"心律不齐"，出现房颤、室颤，甚至心搏骤停。兔子每分钟心跳 200 多次，寿命 5~10 年，大象每分钟心跳 30 次，寿命大约 80 年，乌龟每分钟心跳 20~30 次，寿命可以长达一两百岁。因此有人就推论说：心跳越慢就越长寿，殊不知，蝙蝠飞行的时候每分钟心跳上千次，寿命却可以超过 30 岁。人类的心跳每分钟 75 次，是大象的两倍多，但是寿命和大象差不多。所以说，我们到底能活多久并不取决于心跳的快慢，这是一个错误的观点。如果我们把心率和寿命之间的负相关性做出一条拟合曲线，会发现有些动物靠近这条曲线，也有不少动物是偏离这条曲线的。

人类处于安静状态时，平均的心率是每分钟 75 次，而每分钟 60~100 次都属于正常范围。医学上并没有证据表明人的心跳越慢，寿命越长。有些人原本心跳正常，体检时却发现心跳变慢，则要分清原因，是不是发生了传导阻滞之类的心脏疾病？有没有头晕、胸闷等供血不足的表现？如果有，一定要提高警惕，及早就医。如果不是疾病造成的心跳变慢，而是加强锻炼使得心跳减慢，那就应该值得庆贺。

一般而言，运动员的心率会比较慢，长期锻炼能使心脏的收缩力加强，每次泵血增加，只需要比较慢的心率就可以满足安静状态下的需要。他们的心脏每跳动一次，能够比一般人运输更多的血液，所以心跳也就比一般人更慢一些。适度的运动能够提高内脏功能、增强免疫力，促进健康和长寿，可是过量的运动会引起人体的氧化应激，造成运动系统和脏器的损伤，反而会导致衰老。

总而言之，"心跳越慢越长寿"的现象仅就某些物种而言有一定的道理，并不是大自然的普遍规律。寿命的长短与很多因素有关，并不直接取决于心跳快慢。想要健康长寿，我们要保持积极乐观的心态和良好的生活习惯，改善睡眠，均衡饮食，适度锻炼。

第二节　出镜率颇高的"电除颤"

如果说把心脏比做一座房子，心肌里面隐藏的传导系统就好比埋在房子墙壁里的电路系统，任何一条线路出问题都要影响正常供电，维修这些"线路"的医生就好比"电工"。因为"线路"出问题导致的心脏乱跳，在医学上被称作"心律失常"，简单分类无非就是快和慢两大类，无论快慢都会导致心脏无法正常工作。心跳过慢的情况归纳起来就是：缓、阻、停三个字，"停"是最严重的结果，"司令"罢工、不干了，大 BOSS 罢工可是要乱套的，修理的终极手段就是换掉这个"司令"，也就是大家常听说的安置心脏起搏器和心脏移植。心动过速的情况归纳两个字：扑和颤，病人经常的描述是"感觉心脏在乱跳"，很形象，一旦发生心脏扑动或颤动，最主要的感觉就是心慌。如果发生的是心室扑动或心室颤动，结果往往是致命的，此时的心脏已经开始毫无章法地乱跳、无法正常泵血，很快就会出现心搏骤停、猝死，要救命，就需要"电除颤"这位大神出场了。我们可以脑补一个画面，在各个关于医疗话题的电视剧、电影里面都不能漏掉的场景，比如《急诊室的故事》《妙手仁心》《豪斯医生》……各种突发情况让急诊室里热闹非凡，某张病床旁边围满了医生护士，总有个很帅的医生，手持两个方块一样的东西，对面摩擦一下，大喊一声"充电"，然后放在病人身上，然后再大喊一声"clear"，然后就看见病人整个身体都颤抖一下，接着镜头给到监护仪，如果还是一条直线，就继续重复刚才的画面再来一次，如果看见有心跳了，总结一句："抢救成功"，家属紧紧握住医生的手表示感谢，相反，如果还是一条直线，只能遗憾地告诉家属："我们尽力了，节哀。"

这样经典的场景估计大家已经习惯了，而这个剧情里有一位主角，就是我们今天要讲到的电除颤，它在心肺复苏中占据着不可撼动的地位。电除颤在心肺复苏术中具有重要意义，和胸外心脏按压并驾齐驱。对于人体来说，心脏是发动机，我们的大脑就是总司令，心搏骤停的抢救需要争分夺秒，脑血流中断 10 秒钟即可出现可逆性脑损害，中断 5 分钟脑组织储备的能量完全消耗掉，神经细胞发生不可逆的损害，再经数分钟就进入生物学死亡。写到这里的时候正值成都 7 月最热的季节，室外温度持续在 38℃~40℃，用句形象点的话来讲，"每天都是靠空调来续命"，这几天最辛苦的当属空调，从早忙到晚，不对，夜间也无法休息，是持续工作、连轴转。当然，由此带来的结果肯定就是整个城市电网超负荷，所以就会出现阵发性停电，这样的天气一旦停电，空气是停滞不动的，没有一丝风，真的要命，突然停电那一刻，随着空调、风扇停止运作的那一刻，这个世界似乎也停止了工作，就如发生心搏骤停的那一刻，我们的大脑、肾、心脏……都停止了血液供应（断电了），生命戛然而止。电除颤是利用外源性电流通过电击心脏终止室颤，使之快速恢复正常心律的一种有效方法。在心搏骤停中，电除颤的时机是治疗室颤是否成功的决定性因素，每延迟 1 分钟，复苏成功率下降 7%~10%，在心搏骤停发生 1 分钟进行除颤，患者存活率 90%，3 分钟内除颤，成功率 70%~80%，5 分钟成功率下降至 50% 左右，超过 12 分钟，成功率仅 2%~5%，因此，推荐在心搏骤停或室颤发生 2 分钟内进行电除颤最佳。

第三节 电除颤小史

在学习电除颤的方法之前我们先来复习一下电除颤技术发展的小史，做一个深入学习的人。

电除颤的历史是与医学对心室纤颤认识的历史交织发展的。最早有文字记载使用电除颤进行心肺复苏的历史可追溯到 1788 年，英国医生克里特在《英格兰皇家援救溺水协会年鉴》上发表了一篇获得银奖的论文，在文中，他描述了这样的场景：医生使用一个手提式设备，将电无意中击中"所有目击者都认为已经死亡"的溺水女孩，女孩竟然奇迹般苏醒过来。事实上这套电工用的设备具有现代除颤仪的许多特征，包括一个贮能的电容器、一个充电调钮和两个电极。1880 年以后电开始广泛应用，意外触电身亡明显增加，1882年人们发现250伏的交流电可以致命。瑞士生理学家普雷沃斯特和巴泰利在1899年报道了不同电压和电流经过心脏后所产生的作用，发现了一个微弱电刺激可以引起心室纤颤，但是一个更高强度的电刺激也能够终止室颤，并且恢复规律的节律。这一发现使成功救治触电身亡的患者成为可能。1933年，有学者开始在狗身上诱发室颤并成功进行交流电体内除颤实验，显示了对实验动物进行胸外电除颤的可能性。1947年，外科医生贝克在为一位14岁的小孩行胸外手术，关胸时小孩突发心搏骤停，贝克为他再次开胸，进行心脏按压时发现心室颤动，给予了肾上腺素、洋地黄和普鲁卡因等药物，10分钟后从实验室推来一台笨重的除颤仪，在心搏骤停后45分钟进行了第一次电除颤，60赫兹的交流电直接应用于心肌，几次除颤以后心脏恢复了窦性心律，3小时后患儿就可以正确回答问题了。这是一次体内除颤治疗，也是首次对人类除颤成功。到20世纪50年代，除颤仪的发展进入一个新时代。1957年，医生佐尔用胸壁上的电极对人进行了除颤，这是第一例体表除颤的报道，首次记载了心搏骤停病人心肺复苏过程中成功使用除颤仪，掀开了医学史上崭新的一章。20世纪70年代，人类设计出了实验性体内和体外装置来自动检测室颤，1980年，第一台体内自动心脏复律器被植入人体。20世纪80年代起，科学家们开始进行自动体表除颤器AED的研发，使未经过医学培训的人员进行电除颤变得切实可行。1986年，AED开始在院前急救中使用。2000年5月22日，美国前总统克林顿目睹了其重要幕僚心搏骤停，白宫工作人员现场立即使用AED和徒手心肺复苏后抢救成功，为此他大发感慨，当日发表致全美的讲话："今天我很高兴地告诉大家一种用于挽救成千上万人们生命的新方法，它使那些受害于最大杀手——心搏骤停的人劫后余生，感谢有了一种叫自动体表除颤仪的新设备，它就是AED，我希望在美国所有公众场合配置AED。"

2005年12月23日，美国心脏协会最新的《2005美国心肺复苏及心血管急救指南》面世，对电除颤程序和方法提出全新的建议。

进入电除颤学习之前我们需要恶补一些知识来铺垫一下。想想心脏的搏动打从我们在娘肚子里生根发芽就开始了，胚胎第二周就开始有原始心脏搏动，一直到我们出生、成长、衰老直至死亡，现在好多百岁长寿老人，心脏这个拳头大小的发动机该有多累啊，一秒钟都不得休息，比马拉松还马拉松，所以当用到一定时候时难免会有这样那样的毛病出现，而当出现毛病就得去医院，可能吃药、可能需要动手术，甚至可能需要心脏移植，这个过程就好比汽车开久了，发动机就会出毛病，需要到维修厂修修补补，当彻底报废的时候就只能大修了——更换发动机。心脏毛病中较为常见的就是前面提到过的心律失常，当出现一些快而危险的心律失常（所谓危险是指由于这种心律失常可能导致心搏骤停，比如心室颤动）时就只能借用简单粗暴的方法来解决——不听话，打服它！怎么打，电复律。官方的解释就是：利用一定强度的电流通过心脏，使全部或大部分心肌在瞬间除极，然后心脏自律性最高的起搏点（窦房结）重新主导心脏节律，恢复窦性心律。通俗地说，就是你要造反，我就找一个比你厉害的来压制你，直接把你打趴下，逼着你走回正道。

无论是来自心房还是心室的快速心律失常，最终都可能给患者带来严重后果，导致血流动力学紊乱，出现血压下降、意识改变，甚至心搏骤停。

危急关头，必须有人挺身而出，"电复律"大侠应时而生。我们再来认识一个"R"波，此波和电复律的方式关系重大，还记得前面讲过的心跳么，正常的窦性心律每一次心跳在心电图上就会对应出现一个"P-QRS"波，P波是心房收缩舒张一次的图形，而QRS波则是心室收缩舒张一次的图形，如果同步触发装置能利用病人心电图中R波来触发放电，可用于转复心室颤动以外的各类异位性快速心律失常，这种方式称为同步电复律，可以转复如伴有血流动力学障碍、药物治疗效果不好的心房纤颤、室上性心动过速、室性心动过速等。此时患者神志是清楚的，那么他们清醒状态下被电击是多么恐怖的一件事啊，也有悖于伦理，所以我们在进行同步电复律的时候往往先给患者用点镇静药或麻醉剂，等患者"睡过去"、无痛觉的时候再电击。如果不需要R波触发放电的复律方式称为非同步心脏电复律，也叫电除颤，用于心室颤动，一般这种情况都比较危急，患者大多是昏迷的。

心室颤动发生时电除颤仪的使用步骤，就是剧情里的高潮部分，首先开机，选择"除颤"，往两个电极板上面均匀涂抹导电糊（一种透明的胶冻状液体），然后按下"充电"按键，一个电极板放置在右侧锁骨下方一到两横指处，另一个电极板放置在心尖位置，就是左侧乳头偏外侧，双手力量垂直向下产生一个压力，接着就是这句出镜率极高的"clear"，提醒病床旁周围的人注意远离病床，警惕触电。随后听到"啪"的一声，患者随之抖动一下，一个完美的电除颤就完成了，最后就是观察患者的心律恢复没有。这个操作需要注意几点：第一，如果这个患者提供有既往安置起搏器的病史，在进行电除颤时电极板一定要避免接触起搏器位置，否则电除颤成功了，起搏器报废了。第二，如果一次电除颤后患者心律没有恢复窦性，紧接着要做的不是二次电除颤，而是立即进行心肺复苏。说实话，第一次拿起除颤仪的时候，每个急诊医生的内心都是忐忑不安的，尤其进行充电操作的瞬间，心里瑟瑟发抖，因为都怕自己触电啊，这就是新手上路的心酸心路历程（图3-1）。

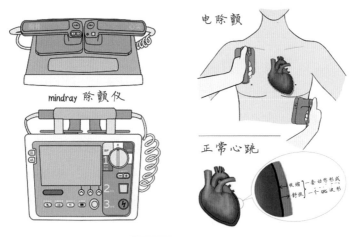

图 3-1　电除颤

前面，我们讲了胸外电除颤，除颤仪是在胸壁表面完成的，无创。其实电除颤还有胸内方法，但是是有创的，其中一种是经心外膜电除颤，常见于开胸心脏手术过程中出现的心搏骤停及心律失常的抢救。还有一种是经心内膜电除颤，需要植入一种自动心律转复除颤仪，就是大家经常会听到心内科医生提到的"ICD"，当发生室颤时可以自动识别、自动除颤，是目前能达到的最快除颤时间，缺点就是价格昂贵，市价大概 10 万~15 万元。

第四节　鼎鼎大名的 AED

上述展现的场景是发生在医院里面的电除颤，有医护、有设备，而心搏骤停的风险往往在院外发生而非院内，院外是没有除颤仪的，所以我们正式介绍一下，自动体外除颤器（automatic external defibrillator，AED），是一种便携式、易于操作的现场急救设备。AED 被称为猝死的"救命神器"，它可以自动识别可除颤心律，如需除颤，仪器会自动放出高能量电流，进行电击除颤终止致命性心律失常。常被置于人流量巨大的公共场所，如机场、地铁站、火车站等。近年来，在各大马拉松赛事上猝死频发，AED 也常被作为急救设备出现（图 3-2）。

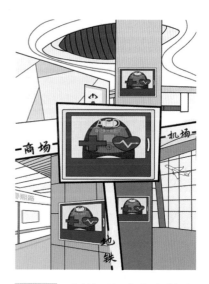

图 3-2　公共场所配备自动除颤仪

AED 是专门为普通公众设计的设备，傻瓜模式，每一步都有语音提示，非专业人员可以快速上手，甚至可能比学习心肺复苏术还容易。

为什么我们对 AED 会有这样迫切的需要呢？因为心搏骤停是顷刻之间就要人命的。还记得前面讲过的急诊江湖杀手三兄弟吧？导致猝死最常见的心律失常就是室颤。有数据显示，心源性猝死（SCD）是猝死的首要原因。中国人群的 SCD 总发病率为 41.8/10 万人，每年发生 SCD 的人数超过 50 万，但其中仅有极少比例人被救活。患者发病后，如果在 1 分钟内能接受电击除颤治疗，存活机会可达 90%，随后每延误 1 分钟，室颤患者的抢救成功率就会降低 7%~10%。前面我们说过，室颤如果发生在医院内，会用到专门的除颤仪（非专业人士禁用），而大部分发生在医院外的室颤就只能靠 AED 救命了。

什么情况下需要 AED 呢？在学习生存链的时候我们提到过第一环呼救过程中，除了拨打 120，还需要尽可能找到并获得附近的 AED。那么，如果发现有人倒地，确定他发生了心搏骤停的时候，我们究竟是该先心肺复苏还是先使用 AED 呢？答案是肯定的，从操作的可行性和方便性来说，肯定第一时间就应该进行心肺复苏，毕竟寻找 AED 是需要时间的。我们必须在等待 AED 的时间里尽可能不间断地对患者进行高质量的心肺复苏，等 AED 取来后，再尽快用它来检测倒地者心律是否为室颤并进行除颤。AED 本身并不能让患者恢复心跳，而是通过电击使致命性心律失常（如室颤、室扑等）终止，然后再将心脏起搏权交给窦房结这位仁兄。

AED 是针对杀手三兄弟的老大（室颤）和老三（无脉性室性心动过速）而设计的。但是非专业人士很难有办法揪出它们来。当然我们也不用担心，AED 会自动判断除颤时机，如果患者不适宜除颤，AED 会提示无需除颤，并建议立即开始心肺复苏。从这里可以看出，AED 是非常智能的。

下面，我们来看看应该怎样操作 AED 救命吧。AED 拥有和汽车导航一样的傻瓜模式，完全采用语音，打开开关，它会手把手教会你。

操作 AED 共 4 个步骤。

第一步，开。

将 AED 置于患者头侧，一般在左侧，这样方便安置电极片，同时不妨碍右侧实行 CPR 的人员。按下电源 / 开关键，马上能听到语音提示。

第二步，贴。

迅速将两个电极片按照提示贴于患者胸壁上对应位置。一个位于他右上胸壁锁骨下方，另一个位于他左乳头外侧。

如果患者出汗较多，可用衣服或毛巾擦干皮肤；如果患者胸毛比较茂盛，会妨碍电极与皮肤的有效接触，此时可用力压紧电极，如果还贴不上，就得剔除胸毛后再粘贴电极。在粘贴电极片时，我们要尽量减少 CPR 按压中断时间，这点非常重要，按压中断时间越长，心肺复苏效果越差，所以如果你是胸外按压的执行者，那么最好是由另一人来完成 AED 的操作。

第三步，插。

电极片安置好以后，将插头插入 AED 主机插孔，开始分析心律，这个时候务必确保任何人不与患者接触，避免影响仪器分析心律。心律分析需要5~15秒。如果患者发生室颤，仪器会通过声音报警或图形报警提示。一般你会听到清晰的语音提示："发生室颤，建议电击"。

第四步，电。

在这个千钧一发之际，你是不是觉得只要屏住呼吸就等着按下"电击"键。但是你错了，有一个非常重要的规定动作必须完成——在按"电击"键前，我们必须确定已没有人接触患者，包括你自己和周围所有参加抢救的人员，如果说前面分析心律的时候不去触碰患者是为了避免 AED 分析出错，那么此时此刻这样做则是为了保护抢救人员。想象一下，如果此时你还和患者有接触，随着按下电击键那清脆的一声，放电完毕后，电视里面被雷击中的画面可以非常形象地表达此时的场景。甚至，该抢救的多了一个或几个人，而且还是误伤。

除颤完毕后先不要着急去除电极片，如果患者没有恢复意识和呼吸，我们必须继续进行心肺复苏，AED 会持续检测，根据指示操作。一般一次电除颤结束后 AED 会有差不多2分钟的休息时间来准备下一次除颤，这个时间我们刚好能完成5个循环的心肺复苏，而后评估心律和循环情况，决定是否需要再次除颤和继续心肺复苏，一般来说，不建议连续两次的电除颤。

说了这么多，其实开、贴、插、电这四个步骤基本上是在短时间内一气呵成

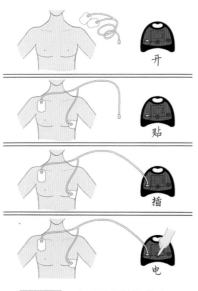

图 3-3　自动除颤仪操作步骤

的，我们只需要按照 AED 的语音提示做就好了。记住一点，第一次电击后，请立刻继续心肺复苏（CPR）。

在发达国家，政府的目标是每个家庭配置一台 AED，比如在新加坡，已经能够做到每个家庭至少有一台 AED 且至少一人会用。我国大众普遍对急救知识掌握还相对贫乏，好多地方的 AED 只是一个摆设，大家都不会用，或是由于种种原因不敢做。全国政协委员、中国红十字会副会长郭长江就曾表示过：AED 在中国还处于"没得用""没人会用""没人敢用"的"三无"状态。当然，AED 平均一台过万的价格，被认为是"没得用"、普及难的重要原因之一。目前在我国，不是所有城市都像上海北京那样经济发达，能够负担维护多台 AED 的费用，并且能够足够重视在人口流动大的公共场所安装设置 AED 的必须性。而"没人会用"的原因则是，在中国，AED 目前属于第三类医疗器械。根据中国对第三类医疗器械的管理规定，使用者必须是专业的医疗人员，这就大大局限了 AED 的实用性。值得高兴的是，2020 年由中华医学会急诊医学分会牵头的《中国 AED 布局与投放专家共识》已经正式发布，共识中提到："在公共场所科学、合理、有效地配置 AED，让 AED 能像灭火器一样得到重视和广泛配置使用，这将是我国公众急救意识普及教育和生命安全保障的一个里程碑，也是实现'健康中国 2030'的一个重要体现。"这份共识就 AED 的配置数量、布局因素、重点公共场所投放位置及相关急救器材配备等做出相应推荐和建议。至此，中国的 AED 使用也将到达一个新的高度，这些"救命神器"在未来将大放异彩。

关于 AED 的使用，还有一些困惑比较多的问题在这里给大家讲解一下。

首先，孕妇和儿童可以使用 AED 吗？答案是肯定的。目前没有任何研究表明孕妇不能使用 AED，且 AED 的设置里面专门有儿童模式，如果遇到儿童使用，可以切换到此模式进行。

在连接 AED 的时候，需要停止胸外心脏按压吗？答案是：不需要。现在大多 AED 的设置都考虑到了此因素，连接电极板时是不需要中断按压的，这样可以大大保证持续血液供应不中断。但是，在准备就绪电击的时候，必须中断按压，放电完毕，立即恢复按压。

为什么会出现女性获救比例比男性小的现象？这个问题严格来说是不客观的，因为实际情况并非如此，而且确实是被别的因素影响。日本京都大学等研究小组调查了 2008 年到 2015 年，全日本校园内心脏停搏的 232 名学生当中，在急救队到达之前的 AED 使用情况。结果表明，小学生和初中生没有男女差别，而对高中女生使用的比例却比男生低。发生心脏停搏的高中生中，83.2% 的男生接受了 AED 除颤急救，而女生比例则为 55.6%，下降了近 30 个百分点。研究小组分析，如果患者是女高中生，旁人会比较忌讳露出她的胸部，从而造成了这样的结果。

综上所述，AED 的普及和使用，可以最大限度地提高心源性猝死患者的急救成功率，避免很多本来不应发生的悲剧。生命的宝贵在于一旦失去便不能重来，学习类似于 AED 使用一类的急救常识，不光是为了拯救他人的生命，更是为了自己能够在危难之时得到及时的援助，这也是"第一目击者"这一概念提出的意义。作为第一目击者的必备技能，希望 AED 未来在中国的状态，能从"没得用""不会用""不敢用"到"随处可用""人人会用""人人敢用"。一点一滴地改变，从你我做起！

至此，救治心搏骤停的急救设备已经悉数登场了。生存链里面不是有六个环么，我们已经讲到第三个环，这也是非专业人员能够做到的极限了。这就像游戏里打怪兽过关，我们到达这一步已经非常优秀了，值得点一个大大的赞。下面的步骤，我们就可以移交给专业人士了，

从第四环开始我们即将进入到医院里面继续心搏骤停的救治——院内高级心肺复苏，对于非专业人士，后面的知识可能就有点深奥了，需要搬个小板凳坐好，慢慢听我细述。

高级生命支持——何为高级？

医生！医生！病人都没有心跳了，人都快死了，这会儿还分什么基础与高级，不是应该把所有抢救措施都用起来吗？真是让人着急！非得先进行基础才能进入高级吗？难道抢救心搏骤停还像修房屋？非要把地基打好才能高

屋建瓴吗？但是前面的知识不是说心脏它等不起吗？

前面的部分已经讲完基础生命支持，也就是 BLS（basic life support），接下来这部分我们来聊一聊 BLS 的后续——ALS（advanced life support），也叫做高级生命支持，为什么叫高级生命支持呢？就是参与救治的人员数量更多、应用的仪器设备更多、使用的抢救药物更多，是为"高级"。

言归正传，其实高级生命支持跟基础生命支持是心肺复苏两个密不可分的阶段，它们相互渗透，联系紧密。在条件允许的情况下，我们应该尽早进入高级生命支持阶段，通常情况下，越早进入高级生命支持，心肺复苏的效果越好，患者生存的希望也越高，预后的生存质量也越高。所以现在为什么有这么多急诊的绿色通道，它们的存在就是给心搏骤停类似紧急情况让道的。

我们可能会疑惑，什么才叫条件允许呢？想一想我们平常都怎么描述心脏骤停的人呢？可能会说"××突然就没反应了！""××突然脸就变白了！""××突然抽搐了……"我们可以发现，心搏骤停发生在刹那之间。根据心搏骤停发生的地点不一样，我们把心搏骤停分为了院内心搏骤停——发生在医院；院外心搏骤停——发生在医院外。如果有人在医院看病的过程中或者是在住院期间发生心搏骤停，这时候一大拨医务人员、一大批医疗设备、一大波急救药品都会集中到他身边，这就是前面讲到的"条件允许"，因此在这样的资源极其丰富的情况下，基础生命支持与高级生命支持往往是同步进行的。然而，现实中，心搏骤停也常发生在院外，甚至发生在读者们的身边，尽管发生心搏骤停的第一时间已经有人拨打了 120，但是经过 120 调度、医院接收出诊任务、救护车行驶到目的地，这一系列的过程往往需要超过 6 分钟的时间，毕竟现在的交通那么堵，救护车虽然可以闯红灯，但是救护车与红绿灯中间还隔着长长的车流。相信读过前面的内容，我们已经了解到心脏停止超过 6 分钟，脑细胞就会发生不可逆转的死亡。那么在心跳停止到专业救护人员达到的这一段时间，就是"条件不允许"的阶段，这时候往往需要我们伸出援手，对心搏骤停的人进行心肺复苏的基础生命支持阶段，这个阶段对心搏骤停的人接下来是否能够存活以及存活后的生存质量也是至关重要的。救人一命，胜造七级浮屠，该出手时就出手，我们可以的！

高级生命支持是基础生命支持的延续，是借助发生心搏骤停现场或院内的专业救护设备以及急救技术，进一步检查、建立和维持有效的呼吸和血液循环，进一步治疗心律失常，以改善并保持病人心肺功能以及治疗原发性疾病的阶段。也就是说，借助医疗设备和药物来帮助病人呼吸，帮助病人把血液在全身流动起来，还要去查找是什么原因引起了心搏骤停，找到原因之后去争取改善或者消除原因。

|第四章|
高级生命支持的秘密

第一节　ABCD 撑起生命支持

也许会有人发出这样的疑问：基础生命支持是 ABCD，高级生命支持还是 ABCD，都是 ABCD 那有什么高级的呢？高级难道不应该是 EFGH 吗？

高级生命支持的 ABCD 可不是乱取的名字，而是这个部分一系列的医疗技术的总和，可以简称为 ABCD，A（airway）是气道的评估和气道管理；B（breathing）呼吸评估和呼吸管理；C（circulation）循环系统检查和支持；D（differential diagnosis）鉴别诊断，总共 4 个步骤。

A——气道评估和气道管理

在基础生命支持中，这一步是做口对口人工呼吸，但是受到各种原因的影响，口对口人工呼吸的应用受到限制。例如心搏骤停后大脑缺氧可能会导致支配舌头的肌肉软瘫，发生舌头根部后坠堵塞了气道口，这时候肺就像被扎住吹气口的气球，即使我们使出九牛二虎之力吹气，进行人工呼吸，大部分气体也不能进入患者肺内。

于是在高级生命支持中，需要进一步评估病人的气道是否通畅。首先要保证患者口咽部的清洁，如果有分泌物、血液及呕吐物要先清理干净，再根据病人的情况来选择不同的医疗物品用于建立高级气道。这些物品包括：口咽通气导管、鼻咽通气导管、喉罩、气管插管、食管气管双导管、简易呼吸器。另外还有许多开放气道的方法，例如环甲膜穿刺术、气管切开等。总而言之，不管选择哪一种建立高级气道的方式，都是为了打开患者的整个呼吸道，让氧气可以输送到肺内。气管插管是在"条件允许"的情况下抢救心搏骤停患者最常用的技术，是开启高级生命支持的金标准。

有了通畅的人工气道之后，氧疗会取得更好的效果。一般来讲，在心肺复苏的阶段吸纯氧，对改善心、肺、脑等重要脏器的功能状态是非常有利的。心搏骤停的患者往往没有自主呼吸或者自主呼吸微弱，这时候就需要呼吸机来辅助呼吸了。呼吸机的作用是按照设定的频率和方式给患者输送一定浓度的氧气，以起到部分替代或者完全替代患者呼吸的作用。咱们可以简单地想象成，呼吸机就像气枪，肺就像气球，气枪以一定的频率向气球充气，充气与放气循环交替。

B——呼吸评估和呼吸管理

高级气道建立好以后进入第二个步骤，呼吸评估与管理。为什么要评估？气管插管插进去就万事大吉了吗？非也，我们人类的喉部除了有气道还有食管，气管插管也有可能误入歧途——插到了食管里。当然专业的医务人员是不会犯这种错误的，因为即使进入了食管里，医务人员也会在确认后拔出气管插管进行重新置管的，总之会保证气管导管最后一定会到达它正确的位置——气管中部。

气管导管在正确位置后还要进行持续的呼吸管理，一方面是导管因为各种原因可能会发生位置改变，比如在翻身或者进行口腔护理的时候，因此需要医务人员持续评估。另一方面是呼吸机辅助呼吸除了帮助病人呼吸为病人持续输送氧气以外，也可以通过调节呼吸机的模式和参数达到治疗疾病的效果。

C——循环系统检查和支持

高级生命支持阶段需要进一步评估病人的心律状况，检查病人心律是否恢复或者是否需要电除颤。在这一步需要做的是连接心电监护仪，持续监测各项生命体征，还需要建立静脉通道，也就是我们说的"输液""吊盐水"，不过在这里吊的不仅是盐水，还有各种抢救药物的输注。

抢救药物的使用是心肺复苏中重要的一个环节，因此应该尽快建立静脉通道。抢救药物的作用像菠菜对大力水手的作用，大力水手在吃了菠菜之后身体就会变得特别强壮。抢救药物的应用可以促进心脏恢复跳动，增强心脏跳动的力量也就是心脏肌肉收缩的力量，促进血液在全身流动和循环。

尽管抢救药物的使用首先选择静脉通道输注，但是给心搏骤停的病人建立静脉通道也是一项挑战，心脏停止跳动后全身血液循环停止，血管内压力降低，血管不充盈，导致建立静脉通道可能失败。

那出现静脉通道建立失败的情况怎么办呢？建立静脉通道失败不慌张，可请骨髓腔输液技术来帮忙！骨髓腔输液技术是指在任何紧急情况下，短时间内无法成功建立血管通路，或者当前环境不允许建立其他血管通路，但是又急需补充液体或药物治疗时可以选择，用于替代静脉输液的技术。《中国2020版的心肺复苏指南中》也提到：如果静脉通路尝试不成功或不可行，可以考虑改用骨内通路——也就是骨髓腔内输液。

骨髓腔内输液是一种什么样的高端技术呢？让我们来揭开它神秘的面纱，它是通过骨注射枪，将针钻入长骨骨髓腔内或胸骨髓腔内，再接上输液装置，将药物源源不断地输入的技术。

药物输到哪里去了？骨髓腔？

输进骨髓腔能有用？会不会把骨头输坏？会不会导致骨质疏松？

对！输入的药物是进入了骨髓腔，但骨髓腔只是药物到达的第一站，因为骨髓腔内有很多静脉网，与血液循环相通，因此，输入骨髓腔的药物可以快速地进入血液循环，所以完全不用担心会破坏骨头。速度有多快呢？药物可以在3秒钟达到心脏！

可以看出，骨髓腔内输液技术适用于紧急情况，还有什么情况比心搏骤停还紧急呢？骨髓腔输液技术在心搏骤停的情况下有哪些优势呢？首先是骨髓腔被坚硬的骨头包围，不像血管腔会因为各种原因塌陷，在静脉血管塌陷时，骨髓腔内的静脉依然保持开放状态，因此被称为"永不塌陷的静脉"。第二点是建立骨髓腔通路非常快，对于操作熟练的医护人员，最短可在1分钟内成功建立骨髓通路。第三点是通过骨髓腔输液速度快，完全可以满足抢救需求。第四，骨髓腔通路不但可以输注各种抢救药物，还可以输血。

有了合适的给药途径，再一起来了解一下心肺复苏过程中常用的抢救药物。

抢救药物之——肾上腺素。指南推荐对于不可电除颤心律的心搏骤停应尽早给予肾上腺素，对于可电除颤心律的心搏骤停，在最初数次电除颤失败后推荐给予肾上腺素。肾上腺素对心脏的作用就好像汽油对汽车发动机的作用，发动机有油才能动起来，肾上腺素能直接作用于心脏，使心脏的收缩力增强，心率加快，心脏泵出的血液量增多。

抢救药物之——阿托品。阿托品可以通过解除迷走神经对心脏的抑制作用，促进心率恢复。阿托品对心脏的作用可以看成是放松汽车的刹车，轮胎被刹车抱死了，要让车再次动起来就要放松刹车，阿托品的作用就像放松刹车踏板。

实际抢救的过程中，根据病人情况的不同会应用不同的药物，包括增强心脏收缩或增加血压的药物，例如多巴胺、多巴酚丁胺等，也会应用治疗心律失常的药物，如胺碘酮、利多卡因、异丙肾上腺素等。

D——鉴别诊断

心跳都停了还有什么可鉴别的？心电图都一条直线了，是个成年人都知道怎么回事，即使没有真的见过，难道还没在电视剧里看到过？那么明显地摆在眼前，还需要鉴别？

这里说的鉴别不是鉴别心脏还跳不跳动，而是争取找出是什么原因导致心脏不跳动。在高级生命支持阶段，完成 ABC 步骤以后要进一步查找引起病人发生心搏骤停的原因。如果发现可以改善的引起心搏骤停的病因，则会及时有针对性地进行病因治疗，来促进病人的恢复和防止疾病进一步发展。

那到底哪些因素可能会引起心搏骤停呢？中国有句话叫："阎王叫你三更死，谁敢留你到五更"，难道人的生命都是天注定吗？我们在日常生活中也经常听说熬夜容易猝死，跑马拉松容易猝死，所以熬夜跟剧烈运动是引起心搏骤停的因素吗？对于这些问题，让我们来一一分析。

常见的引起心搏骤停，且可以改善的致病因素有以下几种。

1. 低血容量

是指各种原因引起的有效循环血量不足，常见于创伤、外伤导致的失血过多，好似汽车油箱不停地漏油。低血容量的治疗措施其一是处理失血，也就是把油箱漏油的地方堵住；其二是扩容，也就是输液输血等，相当于往油箱里加油。

2. 缺氧

是身体里的氧气含量不能满足机体的需要，常见于溺水、气道异物梗阻导致的缺氧，心脏缺氧就让心脏没有跳动的能量，从而引起心搏骤停。缺氧的处理措施包括：去除堵塞气道的异物、氧疗、呼吸机辅助呼吸等。

3. 酸中毒

酸中毒是指体内的酸性物质过多或者酸性物质不能排出。你知道人是什么味道的吗？酸味的？还是碱味的？平常总是听很多人预测胎儿是男是女的时候说"酸儿辣女"，那男人应该是酸味的，女人应该是辣味儿的吧？非也！正常人的血液 pH 值在 7.35~7.45 之间波动，所以咱们是偏碱性的。如果因为各种原因，机体的酸碱平衡被打乱了，变酸了，严重情况下就有可能导致心搏骤停。哪些情况可能会导致人体酸中毒呢？最常见的情况就是肾功能不全尤其是肾衰竭的患者，还有糖尿病病人血糖太高了，没有得到有效控制发展成酮症酸中毒了。处理措施关键在于纠正酸中毒，包括输注碱性液体——碳酸氢钠以及予以呼吸治疗等。

4. 高钾或者低钾血症

钾是人体必需的微量元素之一，微量元素就是量很少的意思，但就是这含量很少的钾对于心脏的正常跳动起着至关重要的作用，多不得也少不得。导致高钾和低钾的因素有很多，例如肾功能不全使钾不能排出引起的高血钾、内分泌功能异常引起的高血钾或低血钾。低血钾的治疗措施则是补充钾，可以通过静脉输注和口服两种途径。如果是高血钾，除了药物治疗，还有可能进行透析治疗，透析是指运用透析机和透析液将血液中过多的钾"吸"出来。

5. 冠心病

相信这个病经常被身边的人提起，冠心病这么严重？居然会导致心搏骤停？如果你有上述的疑问，那说明你轻敌了哦，冠心病是导致心跳停止的第一大原因！可不可怕？那冠心病到底是什么疾病？冠心病的全程是冠状动脉粥样硬化性心脏病，冠状动脉是长在心脏上的血管，是为心脏供应血液的通路，粥样硬化就会导致通路变窄或者堵塞，血液不流通，没有血液供应的心肌就会缺氧坏死，出现胸痛、胸闷的症状，这种疾病称为冠心病。

冠心病根据发病特点的不同又分为了两大类，慢性冠状动脉疾病和急性冠状动脉综合征，我们平常说到的急性心梗就属于后一种。冠心病是引起心搏骤停最常见的因素，冠心病里面的急性心梗又是最为危急、最为凶险的一种，也是中青年人猝死的主要原因。上面提到熬夜猝死的情况，很可能就是引发了急性心肌梗死或恶性心律失常导致的心搏骤停。对于冠心病导致的心搏骤停的治疗，需要尽快开通冠状动脉血管，恢复血流。

6. 低体温

是指体温低于正常水平。啥？低体温也会引起心搏骤停？是的，不要小瞧低体温，记不记得 2021 年的甘肃"致命马拉松"事件，造成了 21 名参赛人员死亡，就是因为比赛中遇到了极端天气，参赛人员穿得少，导致了低体温也称之为失温症。低体温的处理措施是保暖，恢复体温。

除了上面提到的原因以外，还有很多可能引起心搏骤停的原因，例如低血糖、中毒、心包填塞、张力性气胸、肺动脉栓塞等，针对每一种原因也有相应的治疗方法和处理措施。

第二节　高级生命支持之后续——持续生命支持

都采取了高级生命支持了，还不能把人救活啊？还需要持续生命支持？

看来想要活着也太不容易了，我们一定要珍惜生命，善待心脏！

经过医务人员在高级生命支持阶段的努力，患者的心脏重新跳动了起来，是不是就意味着患者活下来了呢？心率恢复与我们平常人所理解的"活过来"是两种不同的状态，两者之间还有很长的距离，还需要更多时间与更多努力。因为心率恢复后，仍然有可能再次发生心搏骤停，也有可能因为脑细胞发生了不可逆转的缺氧损伤使病人成为植物人。

因此接下来病人进入持续生命支持，PLS（prolonged life support），又称为复苏后生命支持。持续生命支持通常在抢救室或重症监护室（ICU）进行，持续生命支持阶段的任务是维持恢复的心脏功能以及肺功能，同时还要维持与修复机体内环境的正常，直至病人恢复意识或放弃治疗或死亡。

说到抢救室与重症监护室，对大家来说是既熟悉又陌生的科室。熟悉是因为电视剧里面总是拍摄医生从抢救室走出来告诉家属：对不起，我们已经尽力了，或是病人在重症监护室里心电监护出现直线，病人死亡。陌生则是因为其实我们大部分人没有亲身感受过这两个科室，所以并不了解它们的特点。

那就让我们一起来谈谈抢救室与重症监护室，这两个科室有共同点，也有区别。共同之处在于两个科室收治的病员都是急危重症患者，仪器设备更先进、齐全，医务人员的数量更多，护士的数量一般是普通病房的5~6倍。区别在于，首先，抢救室相对于重症监护室，收治的患者在前面，抢救室往往是急危重症患者的第一站，也就是自行来院的危重症患者以及救护车接诊的危重症患者到达医院都是送往抢救室；重症监护室收治的患者更多来自于抢救室经过抢救后的患者以及医院和医院之间转诊的危重症患者。其次，抢救室接收所有类型的急危重症患者，重症监护室又有细分科室，例如外科重症监护室主要收治外伤与手术患者、内科监护室主要收治内科患者、老年监护室主要收治老年患者、心内科监护室主要收治心脏内科疾病患者等。最后，相比抢救室，重症监护室的医疗设备更齐全，病情监测的手段与治疗方法更多。

简单了解了持续生命支持进行的地点之后，我们再来看看持续生命支持的目的。在持续生命支持阶段的重点是保护大脑、复苏大脑、预防和治疗复苏后的疾病，同时还需要严密监测心脏、肺、肝、肾、凝血功能、消化器官的功能，一旦出现异常情况立即采取针对性的治疗措施。

1. 循环功能的监测与维持

在这里咱们可以把循环功能简单理解为心率与血压。心跳恢复后，病人往往出现低血压、血压不稳定、心律不齐、心肌缺血等情况，因此需要持续监测脉搏、心率、血压等指标。初期的目标是恢复心脏功能与维持稳定的血压，后期的目标是保护重要脏器（大脑、肾、胃肠道等）的血流供应，从而恢复完好的脑功能，最终达到恢复生活能力、提高生存质量的目标。

2. 呼吸功能的监测与维持

复苏后的病人往往需要一定的时间才能完全恢复自主呼吸，并且复苏后呼吸系统也会发生一些变化，例如呼吸道分泌物增加、肺不张等，因此都需要进行呼吸支持以及加强呼吸道管理。通过持续观察病人的呼吸情况，监测氧饱和度和及时的检验报告来综合判断病情，如果出现呼吸困难、呼吸频率明显增快、氧饱和度下降等，需要立即采取措施，防止呼吸衰竭的发生。

3. 中枢神经系统的监测与维持

心搏骤停通常伴随脑缺氧，心脏停止跳动时大脑缺乏血液供应而缺氧，反之，脑缺氧也可以引起心搏骤停，是导致病人死亡的常见原因。缺氧会造成严重的脑功能损害，导致病人的预后不良。心肺复苏的最终目的是恢复完好的脑功能，恢复病人的生活能力，提高生存质量。因此，脑复苏是心肺复苏最后成败的关键。

脑复苏需要综合的治疗措施，包括维持血压在一定的范围、应用减轻脑水肿的药物、低温疗法、维持有效通气、使用促进脑代谢的药物等。在这里必须要提到，高考前夕学子们争相去做的，传说中可以提高学习效率、增强记忆力、醒脑明目的"高压氧"也是脑复苏的其中一种治疗手段。那么高压氧治疗是一种什么样的治疗呢？它是在超过一个大气压的环境中，也就是高压的环境中，呼吸纯氧的治疗方式，可以起到增加血氧分压和氧的弥散，改善脑循环，促进神经组织修复的作用。虽然不知道正常人做了高压氧治疗会不会变聪明，但是心搏骤停的病人做高压氧治疗是可以促进脑功能恢复的。通常只要病人生命体征平稳，就应尽早进行足够长时间的高压氧治疗。

脑复苏综合治疗的同时还要严密观察病人的神经系统功能情况，例如监测神志变化、瞳孔变化、四肢活动等。

4. 肾功能监测与维持

复苏后的病人一般都会安置尿管，用于监测每小时尿量。尿量对复苏后的病人病情的判断非常重要，可以间接反映循环功能、心脏功能、肾功能，根据病人的尿量与尿液的检查及时调整治疗使用的药物种类和剂量。如果病人长时间没有尿液，机体内各种代谢废物、有害物质、多余的电解质便不能排出体外，这时候又需要应用到前面提到过的透析治疗。

5. 保护胃肠道黏膜

机体的各项组织器官，除大脑对缺氧十分敏感，胃肠道黏膜对缺血、缺氧也是非常敏感的。正常情况下，人类胃肠道血流量占心脏泵出血流量的20%，在心搏骤停期间，机体为了保证大脑的血流供应会牺牲胃肠道的血流供应，因此胃肠道会处于缺血、缺氧的状态，于是胃肠道默默流下了眼泪，不！不是眼泪，是血液。胃肠道缺血缺氧时，胃肠道黏膜屏障遭到削弱和破坏，黏膜被腐蚀损害，可能会出现应激性溃疡，进而胃肠道出血。如果发生了应激性溃疡或出血，则需要补充血容量、应用止血剂、安置胃管，持续负压吸引胃内出血，必要时甚至需要胃镜直视下止血或手术治疗。

6. 加强基础护理，防止尿路感染、压疮等

又是气管插管，又是胃管，病人又不清醒，复苏后早期不要说正常吃饭了，就连正常说话都是一种遥不可及的期望。复苏后病人只能依靠静脉输注营养液或胃管注入营养液来维持机体的营养需要，因此极易出现营养吸收不良、内环境紊乱等，机体免疫力低下，再加上各种导管的留置，会导致一些常见的并发症如尿路感染、压疮等。因此保持病人和病室清洁卫生，严格遵

循各项无菌操作原则，定时协助病人翻身，做好基础护理等都很重要。

通过了解上面的知识，你是否理解重症监护室为什么不允许陪护？为什么只能在指定时间探视？为什么探视前需要一系列复杂的流程，例如需要穿上隔离衣和鞋套？相信你的脑海中已经有了答案。是为了控制感染，因为感染是导致重症监护室病人死亡的重要原因之一，控制感染的措施之一便是限制探视，在探视前需要洗手、手消毒、穿隔离衣等复杂流程是为了减少探视者带入病菌。

第三节　心肺复苏——结局

影视剧中常有这样的片段：长期昏迷的病人，听到了爱人的呼唤，感受到了亲人的期盼，开始出现手指活动，继而睁眼，再逐步恢复正常。那么，是不是每一位心搏骤停后经过积极复苏的病人都能得到像影视剧中那样美好的结局呢？

可惜的是，现实中心搏骤停患者的结局往往不如影视剧中那样完美，因此第一时间积极地进行心肺复苏，减少大脑缺血缺氧的时间尤为重要。挽救生命不仅需要医务人员开拓进取，研究出更多的治疗药品与治疗方法，也需要社会每一个人掌握重要的急救技能，急救现场第一目击者的急救能力尤为重要。

对于心搏骤停的患者，经历了基础生命支持、高级生命支持、持续生命支持三个阶段，最终大致出现以下4个可能的结局。

（1）恢复良好。

（2）意识恢复，但有智力减退、肢体功能障碍或精神方面的异常。这种情况又分为中度脑功能不全或重度脑功能不全两种，中度脑功能不全昏迷时间可能长达数天，清醒后出现脑功能不全，经过综合治疗后可逐渐恢复或留有后遗症；重度脑功能不全出现严重脑功能障碍，病人往往生活不能自理。

（3）植物人，病人大脑皮质功能广泛损害，有呼吸和脑干功能，可以自由睁眼闭眼，可以咀嚼和吞咽，貌似处于清醒状态，但是病人没有感觉，常表现为无意识，大小便失禁，对提问没有反应。

（4）脑死亡，病人处于深度昏迷，对疼痛刺激没有任何反应，无法自主呼吸和自主运动，脑干反射全部或大部分消失，一般撤去呼吸机等生命辅助仪器很快便会死亡。

第四节　急诊必杀技之气管插管术

所谓高级心肺复苏，如何体现"高级"二字，就体现在抢救的设备和药物上，在做好基础心肺复苏的前提下进入医院等待患者的将是更为先进的仪器、设备和抢救药品，从死神手里一点一点把病人争取回来，依靠的除了医生的精湛技术、专业知识外，还离不开这一堆堆塑料管道、机器和药物，打一场完美的配合战，赢得漂漂亮亮，可是，这个过程却是煎熬的、痛苦的，甚至结果是失败的。急诊室永远是医院里面最忙碌的地方，深夜、凌晨，当大多数人都在梦里徜徉时，急诊室里灯火通明，刀伤、车祸伤、心搏骤停、中毒、消化道出血……家属的哭声、医务人员的对讲机声、救护车的鸣笛声、监护仪的嘀嘀声……对于医护来说，这里就是实实在在的战场，和死神搏击的战场。

凌晨 2 点，急诊室的医护们刚刚抢救完一名高处坠伤的患者，大家都略显疲惫，凌乱的战场还没来得及收拾，抢救室门外又响起了 120 救护车的鸣笛声，声音很大，车开到急诊室门外，鸣笛声停止了，伴随着一阵急促的脚步声和呼救声，一个正在大口大口呕吐着鲜血的中年男性被用平车推进了抢救室，只见他脸色苍白，嘴角边、脸颊上、衣服上沾满了血迹，嘴里还不停地冒着血。抢救室里当班的医生、护士都围了过去，立马挂上大袋生理盐水补液、心电监护，安吸氧管，和家属简单沟通后，了解到这是一位有乙肝、肝硬化病史多年的患者，这次家里来客人，一高兴喝了二两白酒，然后就开始大呕血，家属直接就拨打 120 送急诊室来了。患者既往有过数次消化道出血的病史，但都没有这次严重，平时比较粗心，基本没有按照医嘱定期在消化科门诊做随访，自我约束性较差，偶尔还要偷偷喝点酒解嘴馋，本来因乙肝在服用恩替卡韦（一种抗乙肝病毒的药物），2年前觉得自己病好了就自行把药停了。经验丰富的急诊医生一听病史，立刻就得出了结论：乙肝肝硬化患者，这次出血量这么大，首先考虑食管胃底静脉曲张破裂出血，病情相当凶险，若不及时处理，死亡率极高。立即配血，把止血药先用上，开通静脉双通道，加快补液速度，联系胃镜室拟行紧急胃镜下止血治疗。反复和家属沟通病情，说明病情危重性，患者妻子是一位朴实的农村妇女，家里条件不宽裕，还有两个孩子，一家人就靠丈夫打工挣钱过日子，一听医生说到有死亡风险，"扑通"一声给医生跪下了，突然抢救床上刚刚还清醒的患者被呼喊不答应了，呼吸也是时有时无，嘴里不断有鲜血涌出，不好了，病人一定是大呕血导致窒息了，医生大喊一声："快，气管插管"，一个箭步冲到患者头侧，护士已经取出喉镜和气管导管递过来，不到10秒钟，气管导管已经顺利进入患者气道，吸痰器一吸，全是血性液体，确认误吸无误了，护士娴熟地连接上球囊开始捏起来，很快呼吸机也连接上了，看着患者胸廓随着呼吸机给的频率起伏起来，患者手指动了，大家暂时松了一口气，刚刚电话联系胃镜室的医护也推着机器来到急诊室了，气道保护已经完成，给床旁胃镜做好了保驾护航，这时配的血也取回来输起来了，胃镜室医生熟练地操作起来，很快大家就看到导致这次出血元凶的真面目了，内镜下可以看到食管胃底静脉有两个破裂口还在出血，可视视野里面还有不少血液未排出，出血部位套扎止血、冲洗、反复冲洗确认无再出血部位，操作结束，看着输液器里一滴一滴加温后进入患者体内的血液，监护仪上稳定的生命指标，大家这才长长舒了一口气，在医生和护士的陪同下将这位患者送进了重症监护室继续治疗。

在上面这个惊心动魄的抢救过程中提到了一个"气管插管"的名词，相信大家在电影或电视剧里都目睹过它的身影，和电除颤、胸外心脏按压一样，都是经典的急救情景，作为一名急诊医生，这几个操作都是基本功，在这里可以毫不谦虚地嘚瑟一下。急诊科医生在这一块相比专科医生可是有绝对优势的。在这里，为了更加详细地给大家描述一下气管插管这个重要的救命操作，我们把气道这一块儿专门再提出来讲解。

从我们呱呱坠地那一刻开始，第一个重要的生命活动就是呼吸。为什么说它重要，因为人要不停地和外界进行气体交换才能活下来。而气体交换这个生理功能呢，就是呼吸系统这个大管家在日日夜夜辛勤的劳动，一刻也不敢停歇。

呼吸系统是什么？

呼吸系统这个大管家被赋予的权利可不小，执行机体和外界进行气体交换的所有器官听命于它。呼吸道和肺是它的组成部分，是它的左膀右臂。呼吸道分为两部分，一个是上呼吸道，包括鼻，咽，喉。另一个是下呼吸道，包括气管及支气管。

那么首先来问大家一个问题：鼻子是用来呼吸的吗？

此刻你们脑海里浮现的是不是都是这个答案：是的！

那我们一起来揭晓答案。

在整个呼吸系统完成呼吸的过程中，鼻子最主要的作用是一个管道的作用，主要负责空气的流通，当然在这个流通的过程中，鼻子可以把通过的空气进行加热加湿，让空气不至于干燥寒冷而损伤我们的肺和气管，还可以过滤空气中的各种杂质和病原体，这一部分工作主要由鼻子里的鼻毛和鼻腔内表面黏膜的抗体承担，鼻毛负责过滤，鼻黏膜负责黏附空气中的一些有害物质，这样吸到气管和肺内的空气就基本上是干净的。所以说鼻子相当于空气行走的一个过滤通道，保护我们的气管和肺。真正完成我们呼吸功能的是肺泡，这个误解多年的问题明白了吗？在这里先掌握一个概念：吸气一次和呼气一次的过程即为呼吸。为何吸气，为何呼气？当吸气时，呼吸的肌肉收缩使胸腔扩张，空气才会进入肺。当呼吸的肌肉放松时，会向上挤压肺组织，肺组织才会被动变回到原来的大小，空气就被呼出。提醒一下，胸廓起伏，这个专业词语很重要：吸气时看到胸廓鼓起来，呼气时看到胸廓恢复到原来的样子，即为我们平时所说的胸廓起伏。看了这么多，呼吸系统到底是怎么实现气体交换，而完成呼吸功能的呢？正题来啦！首先，我们吸入的空气通过鼻腔，再往下通过咽，然后向下经过喉穿过声带，再向下经过最大的呼吸道——气管（借此机会介绍下：气管内壁黏膜布满了密集的纤毛，不断地向咽部摆动，会将灰尘排出气道），接着空气再向下经过气管分叉成的左、右支气管，左、右支气管延伸进入肺后，空气会再经过支气管分支形成的无数个细支气管，然后空气再到达在细支气管最末端膨大成的囊，最终空气到达囊表面布满的小囊泡又名叫肺泡。肺泡就像一个个微小的房间，它的表面被充满红细胞的毛细血管包裹着，当空气进入房间后，空气中的氧气从肺泡内弥散到毛细血管中，在这里有个辛勤的搬运工，名叫血红蛋白，是红细胞里包含着的特殊蛋白质，它会抓住这些氧气，形成动脉血，传送到身体各个器官，为各个器官提供氧气。而毛细血管中挤满了二氧化碳，这些二氧化碳没有搬运工清理它，不过它很有自觉性，会自己朝着相反的方向，从毛细血管内再回到肺泡，并从呼吸道最终从鼻腔呼出，这一过程称为气体交换，呼吸循环将一次又一次开始，从不停歇。

然而肺有话说了：我每天不停歇负责主人的呼吸，给全身其他器官朋友提供氧气，我勤勤恳恳，却也有脆弱的时候。每天主人呼吸的空气中，都有各种粉尘，病毒，细菌，真菌，只不过它们太小了，眼睛兄弟看不到，如果它们随着空气进入我这里，那我肯定要生病。还好在我之前有好多关卡来保护我，比如鼻毛兄弟过滤、打喷嚏、咳嗽、咳痰，这些都是呼吸道在想办法排出病原体，避免我被感染，所以建议主人平时不要随便抠我的鼻子兄弟，要保证好自己的免疫力，然而如果病原体这些大坏蛋突破了这些防线，进入到我这里，我就性命堪忧了！就拿病毒来说，如果进入我这里，会造成病毒性肺炎，在 CT 上看到"大白肺"，也就是说我变得不再柔软，用医生的话说，我"实变"了，无法舒展开来交换空气，我的工作受到了严重的干扰，主人会感觉到呼吸不畅，甚至可能无法呼吸而死亡。

如果出现了呼吸停止，该怎么办？是不是只能进行人工呼吸来辅助患者呼吸？其实并不是这样，除了大家熟知的人工呼吸，医学上还有简易呼吸器、气管插管。气管切开、使用呼吸机等方法进行辅助呼吸。至于为什么要用这些辅助呼吸法？作用是什么？有什么优缺点？我们一一来分析。

简易呼吸器又称球囊，它是进行人工通气的简易工具，与口对口呼吸比较，供氧浓度高，且操作简便。它尤其适用于心肺复苏及需人工呼吸急救的场合或者突发呼吸困难的情况。

简易呼吸器有什么强大功能呢？它可以增加或辅助病人的正常呼吸功能，改善病人的气体交换功能。可以纠正病人的低氧血症（即血液中含氧量低），缓解组织缺氧状态，还可以争取抢救时间。

简易呼吸的要点在于选择合适大小的球囊，一个成人球囊球体容积为1500 ml 潮气量。那么问题来了，潮气量又是什么呢？

潮气量是指人在平静呼吸时，每次吸入或呼出的气体量。正常人的潮气量为 8~12 ml/kg。比如李大爷有 50 kg，那么就给 400 ml 潮气量。一般潮气量达到 400~600 ml，即捏球囊使它凹陷 1/2~2/3 就可以了。

球囊的放置要注意以下几点。

第一，医生把病人抬上担架，平躺在硬板床上。

抚摸病人的颈椎，检查有无损伤。如果颈椎无损伤，摸到下巴旁边三横指的位置，有个突出来的骨头即下颌角，抬起来，往后仰；如果颈椎有损伤，因为怕再次引起颈椎二次损伤，会用托颌法开放气道：操作者位于患者头侧，双手托起患者下颌，这样才能使下颌骨前移，气道打开。

第二，观察口腔情况，如果有义齿必须取出来，因为它是固定的，不取下来，就没有办法开放气道。此外还要观察患者口腔内有没有异物或分泌物，如果有，也要立即擦拭干净，清除异物，这样做是因为怕堵住气道，造成患者窒息。如果患者口腔和呼吸道真的有很多痰液影响呼吸该怎么办？这时护士会拿着一根细细的白色透明管子，这根管子连接着吸痰的仪器，利用负压原理，插入患者口腔或鼻子将痰液吸出来，保持呼吸道通畅。但是吸痰这个操作是会出现创伤的，患者黏膜如果很干燥，容易引起黏膜出血。

在这里，我们再来多学习一个知识点。

口咽通气管又称口咽通气道，它是一种由弹性橡胶或塑料制成的硬质扁管型人工气道，也可用金属或其他弹性材料制作。常用的口咽通气管，是一根椭圆形空心塑料管，外形呈"S"形。放进病人口中后，我们就可以看到一个空心的椭圆圈含在患者嘴里。它的主要作用就是防止舌头阻塞气道，有助于球囊通气时有充足的通气。

第三，那要怎么放进去，直接塞入口腔吗？还是有技巧的。

放置方法：置管前我们将病人头部稍后仰，在清除口鼻腔内的分泌物后，将口咽通气管凹面向上，抵住舌头，轻轻放入口腔，当其头端接近口咽的后壁时，通俗点说就是快进到咽部的洞洞里时，然后旋转180°使其凹面向下，最前端置于舌根之后。这里需要注意：口咽通气管的型号有很多种，会根据病人的年龄、身高、体型选择适宜的型号，长度是需要提前测量的，口咽通气管的长度等于大门牙至下颌角（下巴旁三横指有个尖尖的骨头）的距离，一般主张宁大勿小，宁长勿短。

接下来，我们再来介绍更高级的技术——气管插管术。

气管插管术是指将一特制的导管经口腔或鼻腔置入气管的技术，它是建立通畅呼吸道的简捷有效方法，用于气道生理结构没有被破坏的伤病员。在许多危重病人的抢救中，它为清除气管内痰液或血液，防止呕吐窒息，解除呼吸道梗阻创造了先决条件，所建立的人工气道，成为病人身上最重要的一条"生命线"，对抢救患者生命、降低病死率起到至关重要的作用。根据CPR国际指南，气管插管术是建立人工气道的"金标准"，是唯一最可靠的方法。

气管插管术分为两种方法：第一种是经口腔插管法：借助喉镜暴露声门后，将导管经口腔插入气管内；第二种是经鼻腔插管法：借助喉镜暴露声门后，将导管经鼻腔插入气

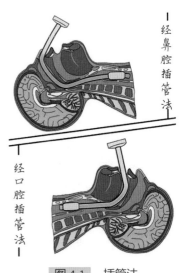

图4-1　插管法

管内（图4-1）。此刻说到声门，我们是不是就懵了？它的位置在哪里？那么我们先一起来学习几个重要的解剖位置吧。

喉头：位于颈前部，喉咽部的前方，上与喉咽部相通，下与气管相通，为气管的入口，起调节和维持呼吸及胸腔压力作用，也是发音的主要器官。

喉头的重要结构包括会厌、声门裂和环甲膜三部分：

会厌—— 位于喉头上方的半月形软骨盖，覆盖气管入口，平时处于半开合状态以便随时呼吸，但正好遮挡住其下方声门裂。吞咽时会厌盖住气管入口防止呛水。

声门裂——左右声带之间的裂隙，像是一道门被打开后，中间留的缝隙为声门裂，声门裂是气管开口的标志。我们借助喉镜抬起会厌后，声门裂暴露得越好则插管越顺利。声门裂及左右声带合称为声门。

环甲膜——甲状软骨前下缘与环状软骨之间的膜状韧带，通俗地说大概就在甲状腺的位置，结构十分薄弱。其重要解剖意义在于，如果病人因异物卡喉或喉头水肿造成严重窒息，来不及气管插管或无法气管插管时，可立即实施紧急环甲膜穿刺或切开术，马上缓解呼吸困难，取得立竿见影的神奇效果。

现在我们接着回到气管插管这一环节。如果患者有严重的呼吸问题，血液里含氧量可能会降得太低，二氧化碳含量涨得太高，这两种情况都会对重要气管造成损害，包括心脏和大脑。平时在插管前，医生会跟家属说明并签署插管同意书。很多家属都会觉得，插管子到气道里肯定很难受吧，这个真可以说是来自灵魂的拷问！

气管插管是全身麻醉中比较常规的操作，顾名思义就是把一根管子插到气管里，不过这里要给大家说明的是，这项操作是在患者完全没有意识的情况下做的，在气管插管前，静脉通路将被建立，会通过静脉注射给药让患者入睡，所以不会感到痛苦。

一旦病人被麻醉镇静后，医生就要开始操作了，右手握住喉镜（喉镜由手柄灯和钝刀组成，可以引导气管导管到达正确位置），会把患者的头稍微往后仰，把喉镜从嘴里插入喉部，会特别注意避免与牙齿接触，使用喉镜的前刃，轻轻地抬高会厌（会厌是保护喉部的组织瓣），然后将气管导管的尖端推进气管，一旦气管导管进入气管，医生会将环绕插管的气囊充气，以确保它一直保持在合适的位置。然后医生会把喉镜取出来，把管道固定，以防它被移动位置。插管成功后，医生会连接呼吸机，呼吸机是一种特殊设计的泵，通过向肺部输送含氧丰富的空气，以及允许二氧化碳从肺部逸出来帮助呼吸，氧气和二氧化碳的水平将一直被呼吸机密切监视。

呼吸机的优点在于有利于通过呼吸机治疗呼吸衰竭，病人肺部的痰液能充分地引流出来。缺点在于，可能感染物会顺着气管插管往下走，导致呼吸相关性肺炎，所以在病房里，护士平时会给患者做口腔护理，保证口腔清洁。拔了管子后，患者咽喉会不适，会感到疼痛，不过会慢慢恢复。气管插管一般不超过 10 天，如果时间比较长，就需要气管切开。为什么呢？因为插管后增加了气道的长度，肺部的痰液无法排除，很容易导致肺部感染加重，所以对于预计短期内不能苏醒的昏迷病人，建议尽早气管切开。

那么现在进入下一环节，我们来学习气管切开。

很多患者一提到气管切开，会很紧张，它看上去很可怕，实际上做气管切开是一个很好的治疗方法。

昏迷患者的呼吸道会产生很多的分泌物，就是痰液，因为反射比较差，咳嗽排痰的能力也比较弱，所以一般建议气管切开，从切开的位置进行吸痰，有利于肺部排痰，预防和治疗肺部感染，患者疼痛及反射刺激会小得多，所以患者自己也会比气管插管要更加舒服一点。

气管切开术主要切开颈段气管，就是大概在甲状腺的位置，切开了以后，放入金属气管套管，空气就可以从这个导管里进出，吸痰也可以从这个导管里吸出来，解除长期的昏迷、呼吸功能失常或者气道异物堵塞导致的呼吸困难问题。

那么气管切开有危险吗？当然。所有的有创操作都有危险，有一些脖子粗短肥胖的患者和神经血管结构变异的患者，都会导致医生操作困难，损伤后可能导致心跳缓慢甚至心搏骤停和神经损伤导致清醒后饮水呛咳，但这些都是小概率事件。既然我们把生命交给了医生，就请听医生的建议，全力以赴，如果尽力后仍无法挽救生命，家属也不要遗憾，毕竟努力过了。如果病人逐渐清醒，好转，此时可以拔除气管导管，伤口会自然愈合，病人也能说话，进食，不影响日后的生活。

第五章

心搏骤停的元凶和守护者

第一节　室颤——心脏的大敌

前面我们讲到过导致心搏骤停的罪魁祸首、致命的心律失常——室颤，大家还记得那幅满是波浪的心电图吧，小山坡一个接一个。

室颤属于快速型心律室颤，发作时心率可达 250~500 次 / 分，此时的心脏已经不能用跳动来形容，而是在颤抖了，试问这样一种蹦迪的方式，心脏怎么可能完成正常的泵血功能呢？发生室颤的心脏在心脏彩超的探头下就如在蠕动一般，心肌收缩力大大下降。

今天，我们就来揭秘一下这个让急诊科医生闻之色变的厉害角色。首先，室颤大多数情况下是结果，而不是原因，导致室颤的原因有两类：心源性和非心源性，前者常继发于各类心脏疾患，比如急性心肌梗死、急性心力衰竭、病毒性心肌炎等；后者可见于严重创伤、消化道大出血、溺水、手术等情况。想知道发生室颤是什么感觉吗？三个字足以概括——濒死感，这该死的感觉，使人心慌无比、胸闷，感觉像在胸口压了一块大铁皮，很快会意识丧失、四肢抽搐，甚至死亡。如果室颤发生时身边有一位合格的"第一目击者"、有 AED、或者在医院，那么患者发生猝死的风险将大大降低，这也是为什么反复强调第一目击者和 AED 的重要性的原因。我们再来复习一下室颤的心电图表现（图 5-1）：

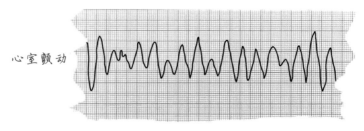

心室颤动

图 5-1 室颤的心电图表现

妥妥一个"乱"字，室颤发生时，心脏已经失去"发动机"的正常功能，试想一下，没有油供给的汽车怎么开动呢，只能是熄火。如果室颤持续，大脑在没有血供的情况下，"停止键"按下，你眼前一黑啥也不知道了。正因为这种情况往往是致命性的，所以我们非常有必要认真认识一下它。

室颤如果发生在医院外，挽救生命就要靠 AED 和心肺复苏术，前面已经讲过，此处就不再赘述。室颤如果发生在医院内，或者经过除颤和心肺复苏等处理已经由 120 送入医院，那么还会进行药物干预以及对导致室颤的病因进行进一步治疗，比如急诊介入安置冠脉支架、急诊溶栓、手术等。

▶ 第二节　ECPR——昂贵的救命稻草

11 月的天气阴云密布，气温骤降，是那种贴在身上的冷。凌晨的气温只有几度，街道上冷冷清清、没几个行人和车辆。但此时，医院的急诊室里却是"热闹非凡、人声鼎沸"，急诊大厅里出现频次最多的声音就是"医生，医生，救命啊……"

我们正穿梭在人群中忙得不可开交，开化验单、下医嘱、与家属沟通病情，抢救室的门突然打开，一个二十岁出头的小伙子基本是被他妈妈从地上拖着进来的，因为情况太紧急，这位妈妈已经顾不上去推平车了，一边拖着儿子，一边大声喊着："医生，救救我儿子。"

我们的医生第一时间冲过去帮忙，只见这个小伙子已经意识淡漠，呼吸浅慢，说通俗一点，就是"快不行了"。大伙儿齐力把他搬上病床，安上心电监护，此时血压已经测不出，心电监护上显示的心率只有四十多次，节律极不规则。

我们立刻开始抢救，吸氧、建立静脉通道、静脉滴注升压药、静脉推注阿托品，患者的心跳分分钟就要停止，心率越来越慢，紧急心肺复苏、气管插管、呼吸机辅助通气，静脉反复推注肾上腺素（抢救必备药，可以增加心肌收缩力），轮流着胸外心脏按压，随时准备电除颤……

经过与家属沟通病情，我们了解到，这个小伙子一周前有上呼吸道感染病史，但是因为刚刚毕业参加工作，从事的又是 IT 行业，所以刻苦努力，天天加班，没有去医院就诊。今天他加完班回到家里，饭才吃到一半就觉得胸闷、胸痛，休息了一会儿症状不缓解，才被妈妈强迫着来看了急诊，谁知他刚走到医院大门口突然就晕倒了，接下来就是我们刚刚看到的那一幕。

这个时候他抽血查的心肌损伤标记物结果出来了，肌钙蛋白超标几十倍（代表心肌细胞损伤的一个标记物，急性心肌梗死的时候会明显升高）；B 型脑钠肽（代表心脏功能衰竭的标记物）更是高得离谱；推到床边的心脏彩超再一看，心脏的搏动这个时候已经变成了蠕动，如此疲软的心脏别说朝外周血管射血，简直就是要"罢工"了。

心血管内科医生被请过来会诊，结合患者的感冒和劳累病史，考虑是暴发性心肌炎。大家听说过这个病吗？这是一种死亡率极高的心脏急症，病毒感染常是诱发因素。感冒这个病，有的人对它非常不看重，任性地置之于不管不顾，结果就耽搁成了心肌炎。

这一下，小伙子直接就从门诊转移到了重症监护室。因为这个小伙子太年轻了，大家都不愿意放弃，很快和家属沟通达成一致意见，给他上了 ECMO。

小伙子很快就被收入重症监护室，我们在 20 分钟内就熟练地完成了动静脉插管，并且将 ECMO 运转上了。看着鲜红的血液在机器里面运转氧合后被输送回患者体内，看着监护仪上心脏恢复跳动的频率、稳定的血压和小伙子逐渐恢复的意识，一个繁忙的夜晚又过去了。与死神赛跑，我们再一次赢了，大家长长地舒了一口气，以虽然疲惫但是却饱满的情绪迎接新的一天。

另外一个案例也很有代表性，还有一周就到春节了，这个时候往往是急诊科最忙碌的时候，基层医院一般在春节来临之前都会把重症病人上转到大医院，因为这样更安全一些。

这些天，急诊抢救室每天都是在接待各个基层医院救护车护送上来的重症病人，这样救护车的"大迁徙"似乎也在提示着春节的脚步越来越近。抢救室里挤满了各种急救病人，当班医生已经忙到连上厕所的时间也没有了。

此时，值二线班的我们接到了请求"支援"的电话。我们几个一路小跑冲进抢救室，当班医生正举着除颤器的两个电极板喊着"clear"，然后"啪"的一声，病床上的病人抖动了一下，监护仪上恢复了正常心律。

见到抢救的医生稍微松了一口气，我们这才有时间进行沟通，才知道这个躺在急救床上的患者已经是第二次除颤了。

患者 56 岁，是突发胸痛来就诊的，结果他还没有走进急诊室的大门就晕倒在地，送进抢救室上心电监护就已经显示为室颤，医生已经给他紧急除颤过一次。他的心电图、心肌损伤酶学检查都提示急性心肌梗死，当时就联系了心血管内科准备急诊 PCI（经皮冠状动脉介入手术）治疗，谁知道没几分钟他的第二次室颤又来了，经过两次室颤的折腾，病人的血压已经起不来了，濒临崩溃边缘，把升压药也用上了，看着监护仪上随时可能再出状况的心跳，大家的心都提到了嗓子眼儿，在这种情况下，急诊 PCI 恐怕患者连手术台都下不了。

而且在转运到介入室的路途上也是危险重重，随时有心搏骤停的风险。怎么办？绝不能让生命在眼前就此消逝，无论用什么方法，我们必须搏一下，这个时候能帮上忙的神器只有它了，ECMO，在抢救室给患者安置上ECMO，再护送到介入室行急诊 PCI，和心内科医生用短短两分钟讨论好方案，立即和患者家属沟通了病情和说明下一步救治方案，家属当即同意我们提出的方案，ECMO 小组成员就位，马上投入紧张的"战斗"中，一系列娴熟的操作，团队协调配合，很快就给患者安好了 ECMO，机器运行非常顺畅，接下来就是浩浩荡荡的队伍护送患者前往介入室，我们一队人马约七八个医护，小心翼翼，分工明确，有人负责监测生命体征，有人负责维护液体通道，有人推 ECMO 机器，有人推躺着患者的平车，顺利把患者送到了介入室，在 ECMO 的保驾护航下，这位患者顺利完成了急诊 PCI 手术，看着冠脉血流恢复的刹那间，大家悬着的心终于落地，整个过程一气呵成，大家激动地相拥在一起，有人眼角悄悄挂上了泪水。幸好我们没有放弃，幸好家属没有放弃，幸好患者自己没有放弃，幸好我们有 ECMO，感谢的言语一时竟不知该如何表达，总之，这一仗我们又凯旋了！

通过前面的学习，想必我们都明白 CPR（心肺复苏）的含义了，那 CPR 前面加个 "E" 是什么意思呢？注意，这个 "E" 是指 "体外"（extracorporeal）的意思，不是 emergency（紧急）。虽然情况紧急，但与 emergency 还是没有什么关系。

体外心肺复苏（extracorporeal cardiopulmonary resuscitation，ECPR）是指在传统心肺复苏后仍未恢复持续自主循环的心搏骤停患者中应用体外膜肺氧合技术，以提供更高的心排血量及有效气体交换，保证器官灌注。简单一点说，就是前面我们讲过的胸外心脏按压、电除颤等方法对心搏骤停患者没有奏效，心跳和意识没有恢复时而采用的更为高级的方法。

前面那个小伙子的病例就是一例成功的 ECPR。那么体外膜肺氧合技术又是什么呢？它简称人工肺，是大名鼎鼎的 "叶克膜"（ECMO），ECPR 最硬核的一部分。

现在一所医院是否拥有 ECMO 技术已成为衡量医院急救水平的标准，很多医院在第一次使用这个机器时都能感受到前所未有的震撼。可能在新冠肺炎疫情之前我们听都没有听说过这家伙，还记得 2019 年那篇在网络上被刷屏热议的《流感下的北京中年》吗？文中提到笔者岳父在重症监护室里面使用的费用昂贵且高大上的机器就是这个机器；李文亮医生不幸去世，弥留之际，ECMO 成为他最后的期待。这三年来，在抗击新冠肺炎疫情的战场上，作为最后的希望，ECMO 屡屡出现，从此进入公众视线。

现在，让我们来回顾一下这项伟大发明的简史。1953 年，体外循环技术首次用于心脏手术并获得成功，术中用到的人工心肺机就是 ECMO 的雏形。1960—1970 年，10 年时间里出现了膜式氧合器。1965—1975 年抗凝控制技术完善，解决了机器长时间运转过程中容易出现血栓的问题，延长了心肺转流技术在临床中的工作时间。而膜式氧合器用半透膜将患者血液和含氧气体分开，避免了气体对红细胞、血小板造成伤害，有利于 ECMO 较长时间安全运行。1971 年，医生们首次用 ECMO 成功救治了一例 24 岁多发伤并发呼吸衰竭的患者，安置 ECMO 的时间长达 75 小时，为心肺功能的救治争取了时间，最终让这位患者脱离了危险。紧接着，全球各个医院在临床相继开展了 ECMO 技术，但都由于成功率较低而告一段落。1975 年，ECMO 被成功地用于救治一例患持续性胎儿循环的新生儿。1993 年，医学科学家们对 5000 例接受 ECMO 治疗的呼吸衰竭患儿的调查表明，其生存率为 82%，而常规治疗死亡率为 80%。后来的 20 多年，随着医疗技术、材料技术和机械技术的不断发展，ECMO 支持患者呼吸的时间在不断延长，也逐渐走入大众的视野，在急诊急救危重病人救治领域大放异彩，从院内走向院前，甚至近年来一些大型体育赛事主办方也会要求救治团队准备现场 ECMO。

ECMO 的全称为 Extracorporeal Membrane Oxygenation，体外膜肺氧合，即俗称的人工心肺机、"叶克膜"，是现有体外循环技术中的王者，其工作原理是经静脉插管将静脉血从体内引流到体外，通过氧合器，也就是膜肺，进行气体交换，往静脉血里面加入氧气转换为动脉血，最后富含氧气的血液回到体内，维持机体各个组织、器官的灌注和供氧，有点类似做心脏手术时的体外循环机，在心肺"罢工"时支持生命。ECMO 的核心部分是人工肺（膜肺）和人工心脏（血泵），血泵主要提供动力促使血液在管路中流动，膜肺主要将输入的血液进行氧合，输出氧合后的血液。ECMO 运作时都是将血液从静脉端引出，在膜肺氧合后的血液回到体内有两个通路，一个是回动脉，一个是回静脉。前者可以替代心肺功能，适合心功能衰竭、肺功能严重衰竭并有心搏骤停可能的病例。后者只替代肺功能，所以用于单纯肺功能受损、无心搏骤停危险的病例。具体怎么选择就交给专业人士吧，大家只需要了解一下原理即可。目前，ECMO 广泛应用于重症肺炎、肺栓塞、心肌炎、心肌梗死、心搏骤停、休克、中毒甚至严重创伤等领域。这些疾病，有些颇为常见，所以，一旦我们身边有人遭遇这些不幸，一定要想到 ECMO。打个比方，大家对肾透析治疗一定不陌生，如果肾发生衰竭，不能完成其功能时会采用血液透析的方法来替代肾的功能，也叫"人工肾"；当肝发生衰竭，可以通过人工肝来替代肝功能。同样，ECMO 也是替代心肺功能的一种治疗手段。从这里，我们也可以看到，人类社会在不断进步，医学的进步也是日新月异，外科手术从常规大切口到小切口，再到微创腔镜手术，现在已经有"达·芬奇"机器人代替人手做手术，甚至可以通过 5G 技术远程操控机器人手术。肿瘤的治疗除了层出不穷的各种抗肿瘤药，现在已经发展到基因、免疫靶向治疗，终有一天人类可以战胜各种病魔。

既然 ECMO 是如此优秀，那么是不是意味着只要发生心搏骤停就可以启动 ECMO 呢？这里说一点专业知识，大家了解一下就好。启动 ECPR 是有时机的，第一个问题：什么时候启动？前提必须是先启动传统的 CPR，其次要在 CPR 启动后 21 分钟内成功安置 ECMO，在 CPR 的前 10 分钟就要开始做相关准备，并在 20 分钟内完成气管插管，60 分钟内建立充足的血流支持。想想这时间点卡得有点紧，环环相扣需要多么完美的团队协作啊，所以 ECMO 是一个团队合作的急救设施，绝非是个人单枪匹马可以完成的！第二个问题来了，是不是所有经过 CPR 抢救无效的患者都可以选择 ECMO 这个高大上的治疗？答案是否定的，有条件进行 ECMO 治疗的患者是有准入条件的，首先，存在可电复律的初始心律，电复律在电除颤章节已经讲过，这类患者在心搏骤停之前的心律失常如果是心室颤动、无脉搏的室性心动过速，这些心律失常可以采用电复律的方法治疗，那么这类患者在 CPR 后仍未恢复自主心跳时可以选择 ECMO 治疗。其次，年龄因素，要求患者年龄小于 70岁，当然，对于年轻患者，不论是从生存期待还是社会资源角度考虑，尽早实施 ECPR 更有意义。再者，就是发生心搏骤停到进行 CPR 的时间，如果发生时间在 5 分钟以内，且有旁人发现并及时进行 CPR 者最优。基于以上标准，如果有下面情况者就不再考虑ECMO的治疗：高龄（年龄太大，实际意义不大，弊可能大于利），存在重度痴呆、精神疾病、缺氧性脑损伤等或患有基础疾病严重影响预后的（如终末期心力衰竭、慢性阻塞性肺疾病、晚期肝肾衰竭等），恶性肿瘤晚期伴转移者。第三个问题，是否ECMO就一定能救命，答案也是否定的。ECMO的成功率受诸多因素的影响，同时本身也是存在并发症的，比如有一种情况是当你给缺血的组织器官恢复血液供应的时候，反而会对组织器官造成再灌注损伤，就好比大中午日照最强的时候，你给一株干涸至极的植物突然浇了一大盆水。其中，神经系统的再灌注损伤发生率最高，容易继发脑梗死、脑出血等。另一方面，因为ECMO是有创操作，插管用的血管都是比较粗壮的动静脉，穿刺过程中容易对血管壁造成伤害，同时继发血栓事件的发生。ECMO机器在运作过程中会使用大量抗凝剂预防血液在机器中凝固，患者可能会有潜在大出血的风险，有创操作意味着感染的风险也会大大增加等。总之，ECMO患者的选择需要团队综合考虑，既不耽搁病情，又不浪费资源和产生巨大经济负担。

第三节　新生代的"神"——第一目击者

如果我们自己或身边的朋友、亲人生病了，第一时间会想到谁？毋庸置疑，肯定是医生。为什么，人的一生，从呱呱落地到最后闭上双眼去天堂，基本上都是在医院完成的，吃五谷生百病，谁这一辈子不会和医院、医生打过几次交道。再说，专业的人做专业的事，医生这个词，就是为"救死扶伤"而生的，大多数时候，医生就是我们身边解除病痛的"神"。殊不知，随着急救技术的普及、大众综合素质的提高，新生代的"神"已经诞生，我们赋予他一个响亮的名字——"第一目击者"。这个称谓里既包括了时间紧迫性，又涉及地点。谁是第一目击者，就是我们！

这个时候，我们肯定会说："开玩笑吧，我可是什么医学知识都不懂的小白，能救谁？"

切莫着急，这个定义可是急救领域一次革命性的定义，前面讲心肺复苏的时候，我们已经提到过在心搏骤停时第一目击者该怎么做，在这里我们再详细说明一下什么叫第一目击者。这个名词产生的背景在于心搏骤停的黄金救援时间，我们赖以生存的这颗蓝色星球在慢慢变老，自然环境被破坏、污染严重，同时，人口老龄化问题日趋严峻，各种急慢性疾病、自然灾害、事故灾难、公共卫生以及社会安全事件困扰我们，疾病谱时刻在发生变化，各种意外伤害和心脑血管事件发病率越来越高，心搏骤停事件在我们身边频频发生，然而80%的心搏骤停发生在医院外，黄金急救时间仅有4~6分钟，在这短暂的几百秒时间里，救命靠120、靠急救医生，显然是不现实的。大家都知道一个事实，现在的交通拥堵现象非常严重，尤其在人口高密度的城市和区域，从拨打120到专业救治队伍到达现场，就算是在发达国家都是很难在几分钟内完成的，有人可能会想到直升机救援，交通拥堵问题是可以解决的，但是昂贵的费用、复杂的地理环境、高密度的建筑都让城市里的航空救援很难去实现。在这种危急关头，有一个身影必须挺身而出去挽救垂危的生命，这就是"第一目击者"的意义。

那么，所谓的"第一目击者"到底需要具备哪些素质呢？要知道并不是什么都排第一就一定是英雄，就好比蝙蝠侠需要高科技的装备、美国队长需要那个亮眼的五星盾牌、蜘蛛侠还需要穿上红色蜘蛛服才能施展神奇的能力一样，第一目击者也需要掌握一些必备的技能，当然，大招肯定是心肺复苏术，除此还需要掌握体外自动除颤仪（AED）除颤、海姆立克法（Heimlich）、止血、包扎、固定、搬运等急救技术。

CPR和AED已在前面详细讲述过，急救技能中还有一个具有举足轻重地位的"大神"，就是海姆立克法（图5-2）。它主要在气道异物的急救时登场，气道异物最严重的危害是导致室

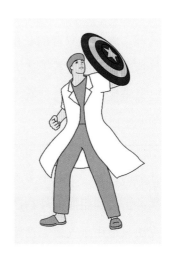

图5-2　"海姆立克法英雄"

息，窒息一旦发生得不到及时救治，机体缺氧很快会导致心搏骤停。

急诊科常会碰到气道异物的案例，某个清晨还没有交班时，一个老年妇人冲进抢救室，怀里抱着一个5个月大小的婴儿，这位奶奶喂完牛奶之后，忘了把宝宝立起来拍拍后背（带过婴儿的人都知道，喂完食物需要把宝宝立起来拍一下，最好能打个饱嗝儿），等到发现的时候已经晚了，牛奶误吸到了宝宝的气道里面引起窒息，送到抢救室的时候全身都是青紫的，大家尽全力抢救还是没有能够挽回这幼小的生命。

这个惨剧的发生让大家更加认识到，如果当时宝宝的奶奶懂得海姆立克法，那这个宝宝也许就不会夭折了。

海姆立克法的原理是通过外力制造一个腹部冲击力将异物排出，施救者站在患者身后，从患者背部环抱进行施救，因此，海姆立克法还有一个很温暖的别名，叫做"爱的拥抱"。具体操作我们需要记住一个口诀——"石头剪刀布"。

施救者站在患者身后，一条腿在前，插入患者两腿之间呈弓步，另一条腿在后伸直，双臂环抱患者腰部，伸出一只手握成拳头（石头）放在肚脐上方两横指（剪刀）处，拇指关节向内顶住，另一只手盖在拳头上（布），然后快速向内向上冲击数次直至异物吐出。眼看被救治的人长长舒了一口气、呼吸顺畅了，是不是很有成就感。如果患者为孕妇或者肥胖者，肚子像个大气球、施救者双臂的长度显然已经不够用了，这个时候可以站在患者身后，环抱患者胸部进行上述方法施救。还有一种很特殊也很重要的情况，就是自己被噎住了，旁边没有人可以给予帮助，叫天天不应、叫地地不灵，怎么办呢？坐以待毙吗？

怎么可能，我们是可以自救的。这个时候，我们要尽快找到身边的桌椅什么的，有一个差不多齐腰的平面，顶住自己的肚脐上方两横指位置进行多次冲击，利用撞击外物产生的冲击力将异物排出。在这里说明一下，海姆立克法只适用于气道完全堵塞的情况，如果患者因窒息失去意识，需要首先进行心肺复苏急救。

上面讲到的主要是成人气道异物导致窒息的急救，那么如果是婴幼儿发生类似情况应该怎么去急救呢？最近我们刷抖音发现一些家长急救窒息"熊孩子"的视频，说明这项技术已经逐渐渗透到"80后"、"90后"家长的生活里，作为急诊医生真是甚感欣慰啊。但是在这里还是容我们再赘述一下婴儿的窒息急救法。婴儿发生窒息时不像成人这么典型，当发现婴儿突然无法呼吸、咳嗽或哭闹时，尤其在给予喂奶或辅食后，一定要警惕气道异物导致其发生窒息的可能，此时就需要及时急救。具体方法：一手托住并固定住婴儿头部，将其面部朝下，保持头低脚高置于施救者前臂上，并用大腿支撑。用另一只手的掌根部置于患儿的后背中部位置，向下快速拍击数次，然后双手夹住婴儿，将婴儿翻转成面部朝上固定于前臂上，保持头低脚高位，用大腿支撑施救者的前臂，用中指和示指在婴儿前胸部（两乳头连线位置）进行数次按压或冲击。反复交替上述操作直至异物排出。要是前面提到那位给婴儿喂奶的奶奶掌握了海姆立克法，也许就不会发生这样的悲剧了（图5-3）。

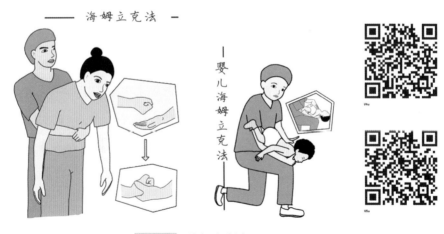

图 5-3　海姆立克法

抢救创伤四大技术：止血、包扎、固定、搬运。

车祸、地震、泥石流、火灾……似乎是我们每天都能从微信、抖音、新闻读到的东西，哪一帧画面不是血淋淋的现场。尤其在一些地震频发的地区，汶川、玉树、九寨沟地震，造成了巨大的财产损失和人员伤害，同时也历练了我们的应急救援队伍。试想一个画面，此时此刻你就在灾难现场，可能在你面前的是一位车祸伤员，抑或是许多的地震伤员，他们或者头部受伤、或者四肢残缺，鲜血直流，你该怎么办？

这个时候，如果你想起自己就是"第一目击者"，那就该行动了！要知道我们身体里各根动静脉里流动的血加起来总共就4000毫升左右，不过8瓶"农夫山泉"的容量，要是短期内丢失一半，那可是致命的，很快就会出现休克、昏迷、心搏骤停。这个危急关头如果哪个"英雄"放的大招是止血和包扎术，那就太开玩笑了，这也叫大招，不就是把伤口涂点云南白药、再用纱布裹起来粘上胶布吗？再说，小伤口不是还有创可贴么，多方便啊。如果你是这么想的，只能说你太肤浅了。

说到止血，我们首先得搞清楚血从哪里来，这个问题看上去有点傻——血肯定从血管里面来啊。这个回答只能说答对了一半，要知道我们的血管分动脉、静脉和毛细血管三种，不同类型的血管出血的特点和导致的后果都是不一样的。动脉里面流淌的血是从心脏射出来的具有爆发力的血液，属于高压系统，血管壁往往比较厚实，蓄积了强大的力量。动脉血富含氧气、色彩鲜艳，一旦动脉受损出血，往往可见鲜红色血液喷射而出，速度较快。大动脉出血后果非常严重，一般都是致死性的。近年来大家一定都听说过"主动脉夹层"这个词吧。急诊科往往会遇到比急性心肌梗死还凶险的疾病就是主动脉夹层破裂出血，这个病症基本无解，死亡率极高。静脉血氧含量低，颜色呈暗红色，有点偏黑（体检的时候抽进试管里面的暗红色血液就是静脉血）。静脉血是要流回心脏的，阻力较大，因此血流速度较慢，但静脉系统是储存血液的地方，所以静脉一般都比较粗壮。静脉系统出血速度相对较动脉出血慢，但是较粗壮的静脉，如肝硬化晚期病人，门静脉系统压力高，静脉丛破裂出血的量也是非常巨大且迅速的。毛细血管出血一般量都不大，常可见于皮下的出血点，往往可自行止血。

止血最简单的办法就是直接按压，利用压力让出血停止，当然，这种方法只适用于出血量不大的情况，比如对头颈部、四肢的动脉出血，快速、安全、有效。按压止血的秘诀在于要找准按压的部位，简单点说就是按住哪个部位能迅速止血，很简单的道理，截流肯定要选上游，动脉血从心脏出发，所以要选择出血点的上游靠近心脏的位置作为按压的地方，稍加用力按压止血。比如我们头顶部的伤口出血，可以选择颞浅动脉按压止血，按压点就是耳朵前方靠近鬓角位置，将指腹轻放上方可触及到规律的血管搏动感，用拇指或示指按压止血即可。大腿部位的出血需要按压股动脉，位置在腹股沟韧带中间稍偏下位置，指腹可以扪及明显的搏动，因为是大动脉，按压时需稍用力。大家一定都有流鼻血的经验，老师经常教导小朋友可以用拇指和示指按压鼻梁两侧数秒止血，也是这个道理。需要提醒一下的是，按压时间不宜过长，以免造成按压部位缺血。对于来自静脉和毛细血管的出血，可以采用加压包扎法止血，一般选用大于伤口的干净纱布盖住伤口，若身边没有纱布也可以使用干净的布条或者毛巾之类的，然后用绷带或者三角巾或者衣服什么的加压包扎，记住一点，包扎的松紧度要合适，并不是说越紧越好，过紧的包扎会影响血液循环，甚至造成更严重的后果。相信这个方法大家经常在电影中见到，战争片中出镜率极高。不过这里需要提醒一下大家，按压的材料尽量不要使用棉花之类。我们小时候调皮，常把膝盖摔破，大人都是抖点云南白药粉在棉花上面，然后盖在伤口上，血是止住了，可是棉花的纤维和摔得稀烂的皮肤缠绕在一起，取棉球的时候常疼得我们龇牙咧嘴。

我们接下来看止血带的止血方法：止血带止血。战争电影里的主角上止血带的动作都非常帅气，止血带一端咬在嘴里，一端在手里很潇洒地绕几圈就捆绑好了，然后就可以继续战斗。但是作为现实中救人的方法，我们还是很有必要给大家详解一下这个看上去很酷的动作。

止血带止血法适用于四肢出血，而且是其他止血方法都不好使的情况下，最实用的止血带就是橡皮管。当然，创伤急救箱里是有专门的止血带，那可比橡皮管要高大上很多，当然费用也是成正比的。橡皮管一般绕肢体两到三圈，固定好，最好能在管子下面垫一层布料什么的以免皮肤损伤。接下来，注意要点来了——止血带上好以后一定要摸一下远端（远离心脏端）动脉有无搏动，上止血带成功的标准是远端动脉性出血停止、动脉搏动消失、肢端变白，一定记录上止血带时间，每隔40~60分钟就要松止血带2分钟，否则长时间阻断动脉血流会造成远端肢体缺血坏死。如果这样，虽然血止住了，但是肢体报废了，得不偿失。

说到创伤，我们免不了就会想到骨折，说到骨折，免不了又会想到固定。荒野里骨折怎么固定？大家脑子里会立刻浮现出利用树枝固定骨折的画面，作为急诊人，我们都训练过使用夹板进行骨折固定，根据上肢或下肢选择短或长夹板，但是在野外救助骨折伤员，往往是就地取材，采用树枝、木板、木棍、竹竿等作为固定的材料。处理骨折的原则是固定并防止错位。四肢骨折最为常见，处理方法是：我们用双手稳定及承托受伤部位，限制活动；如上肢受伤，应用绷带把伤肢固定于躯干；下肢受伤，可将伤肢固定于健肢，也可用绷带、夹板包扎固定；包扎后需要立刻检查伤肢末端的感觉、活动能力和血液循环。对于开放性骨折，尽量别用水冲洗伤口，也不要上药；已裸露在外的骨折断端不要试图复位，应在伤口上覆盖纱布，适度包扎，等急救人员到场后处理。随着急救知识的普及，大家都知道颈椎骨折时不要轻易搬动，更不能让伤者坐起来喝水什么的，否则可能因脊髓受压造成瘫痪。专业队伍急救时会使用颈托固定颈部，换做第一目击者，现场可没什么颈托可用，只能就地取材，将衣物等揉成两个团，填塞在伤者头颈两侧，使头颈部不能随便转动。特别需要注意的是，颈椎骨折处理不慎会有致命危险，如非不得已，千万别搬移伤者，要等医生前来施救。

搬运是创伤急救的最后一个环节，目的在于带伤员脱离危险地带，减少痛苦和二次伤害。可别小看这个体力活，需要注意的东西可不少，我们需要特别提醒的是，要根据伤情选择适当的搬运方法和工具，情况不明时，切忌轻举妄动。搬运伤员有五大注意事项。①先急救，后搬动；②尽可能不摇动伤员身体；③随时观察呼吸、体温、出血、面色变化等情况，注意给患者保暖；④人员、器材未准备完善时，切忌随意搬动；⑤运送伤者最好乘坐救护车，途中必须保持平稳，不能颠簸。紧急情况下常用徒手搬运法，单人搬运适用于伤势较轻的伤员，背、抱或扶持；双人搬运，一人搬托双下肢，一人搬托腰部；三人搬运适用于疑有肋骨、腰椎骨折的伤者，一人托肩胛，一人托腰和臀，一人托两下肢，三人同时把伤员轻轻抬放到硬板担架上；多人搬运适宜颈椎、脊椎受伤患者，搬运原则是使伤者身体保持一条直线，头颈不能弯曲，伤者如躺在地上，应有专人跪在伤者头前，双手扶住伤者下颌，缓慢直线牵引，保持头颈部处于中立位。

关于心肺复苏术、海姆立克法、创伤的四大急救技能，现在我们应该掌握了吧？操练完以上几项技能，我们已经是一名合格的"第一目击者"，可以迅速进入战斗了。

第六章
人这一辈子，心"伤"不可避免

第一节 四重门之变

今天，我们在这里谈及的心搏骤停、心肺复苏、室颤……所有的问题都离不开一个主角——心脏，这个建造在我们左胸腔最柔软地方的小屋。

知道怎样去判断一个新生命的诞生吗？从受精卵在妈妈肚子里生根发芽、细胞分裂、胚胎不断发育，大约在第18天的时候，心脏发育的故事在这里开始，这时候的心脏只能算一根管子，大约在第22天，超声科的医生用探头在肚皮上来回探查，然后在报告单上写下"原始心管搏动"，这短短六个字就标志着心脏开始跳动了。

在超声探头下，我们可以观察到最早的心跳和血液流动，心脏雏形已经形成，然后经过一系列复杂的翻转和折叠，历经千辛万苦，最终形成了我们两房两室的心腔以及连接其间的血管、心肌里深埋的电传导系统，"小屋"最终落地成型。但是在这一系列翻转折叠过程中，总有那么一些不幸运，有的人的这座小屋可能门会有点关不严实、可能房间之间的墙壁还有小洞，甚至房间和门、墙完全不配套，出现一个畸形的房子等，这些就是医生嘴里常常说的"先天性心脏病"。人出生以后，由于感染、劳累、各种不良生活习惯、吸烟、肥胖等因素，又会导致我们这颗脆弱的心脏遭受打击，出现一系列心脏疾病，比如冠心病、心律失常、心肌病等。人年纪大了，各个器官的功能都在老化，心脏又会出现各种功能减退的情况，就好比汽车的零件，从出厂开始一直在工作，不断磨损，使用寿命到了极限就难以正常运作了。所以说，人这一辈子，心"伤"是不可避免的。

既然如此，我们今天就来捋捋心脏都有哪些"硬伤"。先从这座小屋的门开始说起吧，门的重要性想必不用多说大家都知道，保证了屋内财产的安全。心脏有四扇门，临床上我们分别称之为二尖瓣、三尖瓣、主动脉瓣和肺动脉瓣，众所周知，心脏里的血液"逝者如斯夫，不舍昼夜"，心脏这四扇门都具有单向阀门作用，保证血液在心腔里面按照一定的顺序流动，门关不严就会出现反流现象，门狭窄就会导致血流不畅。二尖瓣，顾名思义，这扇门由两个瓣膜组成，位于左心房和左心室之间，左心房的血液经过二尖瓣流进左心室，左心室的血液再经过主动脉瓣流入主动脉内；三尖瓣由三个瓣膜组成，位于右心房和右心室之间，右心房的血液经过三尖瓣流入右心室，右心室内的血液经过肺动脉瓣流入肺动脉。心脏瓣膜出现各种各样问题而导致的临床症状，我们称之为心脏瓣膜病，最为常见的原因是风湿热，随着人口老龄化加重，老年性退行性瓣膜病以及冠心病、心肌梗死后引起的瓣膜病变也越来越常见。瓣膜病变一般分为两种情况：狭窄和关闭不全，可单独存在，也可合并同时存在，可以是一个瓣膜病变，也可以是多个瓣膜联合病变，花样儿其实挺多的。临床表现也是多种多样，缓慢发展，早期可没有典型症状，随着病程延长、年龄增加，会逐渐出现胸闷、心慌，尤其活动后心累、气短明显。风湿热可导致心脏瓣膜发生纤维化，最喜欢攻击的瓣膜是二尖瓣和主动脉瓣，使本身柔软的瓣膜失去弹性、甚至变形、僵硬，最终形成慢性心脏瓣膜病变。链球菌感染是风湿热的罪魁祸首，感染链球菌后，大约半数人表现为扁桃体炎或咽峡炎，常被当作普通感冒治疗。其实治疗风湿热的药物是大家非常熟悉、最基础的一种抗生素：青霉素，可有效控制链球菌感染。但在一些偏远贫困地区，由于卫生设施欠缺、患者医疗意识较差，感冒发热的患者大多没有到医院进行正规检查治疗，未经控制的链球菌感染会与机体发生反应，影响心肌和心脏瓣膜。受损的心脏瓣膜与机体免疫状态等多种因素共同作用，导致风湿性心脏瓣膜病发生。

风湿性心脏瓣膜病的发病与环境也有关系。本书主编之一在泸州医学院（现西南医科大学）求学期间，发现泸州医学院附属医院心内科收治的风湿性心脏病患者特别多，而在省医院实习期间却发现这类患者寥寥无几。带着这个问题，她仔细查资料进行研究，发现因为地域原因，泸州就医的患者人群大多来自周围的比较偏远地区，医疗条件较差，幼年感染链球菌的患者都被当作感冒医治，数年后就发展成了风湿性心脏病，因为出现了心力衰竭的各种症状而来就医，自然这类患者占比高。而省城医院辐射人群大多是城市人口，医疗条件较好，大家的医疗意识也较强，所以心脏疾病中构成以冠心病、高血压心脏病这一类多见。

这次流行病学史调查说明了一个问题：即普及心脏病的各种防治知识有多么的重要。

那么，如果心脏的四扇门出了问题怎么补救呢？简单地说，整个治疗体系包括药物治疗、外科治疗和介入治疗。首先需要明确的是，内科药物治疗只能对症不能对因，药物治疗仅针对瓣膜病变继发的各种心衰症状和心律失常，医学术语也叫"药物保守治疗"，同时适用于早期心瓣膜病、年龄大不能耐受手术、有手术或介入治疗禁忌证的患者，但一定要做好心脏内科的门诊随访，警惕一些危及生命的情况发生。对于已经出现心力衰竭症状的心脏瓣膜病患者，应积极评价手术的适应证和禁忌证，争取手术治疗的机会，常用的方法是人工心脏瓣膜置换或瓣膜成形等手术治疗，手术治疗是心脏瓣膜病的根治办法，但是术后仍然需要长期门诊随访，口服抗凝药物预防血栓形成等。人工心脏瓣膜分为机械瓣膜和生物瓣膜两种，前者价格相对后者便宜，使用较为广泛，可终身使用，寿命达到50~100年，永不磨损，但是需要终身抗凝治疗，频繁监测凝血指标，而且机械瓣膜会发出类似钟表秒针的咔嗒声，特别在夜深人静的时候，换瓣的患者真正能够做到聆听自己的心声，非常清晰，可能一开始会不习惯、影响睡眠，但是时间久了，这种"咔嗒"声就变成了催眠神曲。生物瓣膜是医疗技术发展的结果，避免了终身服用抗凝药物带来的出血风险，术后只需要抗凝治疗3~6个月，更加贴近我们的天然瓣膜，缺点是费用较机械瓣膜昂贵，使用寿命只有 10~15 年，中途需要更换。人工瓣膜置换的主力患者主要集中在二尖瓣和主动脉瓣病变两种情况，尤其是二尖瓣置换需求更大。而在瓣膜选择方面生物瓣占全球人工心脏瓣膜的主导地位，2000 年以后，大量长期循证医学数据开始支持生物瓣的应用，生物瓣的应用占比逐年递增。到 2010 年左右，全球生物瓣占比已经超过机械瓣，特别是以退行性病变为主要治疗群体的欧美发达国家，生物瓣的使用量已经达到 75% 以上，其中美国生物瓣的占比更高。目前，中国仍处于机械瓣占绝对主导的发展阶段，预计未来瓣膜使用结构将向欧美国家靠拢，逐步完成生物瓣对机械瓣的替代。

人工心脏瓣膜置换除了常规的外科开胸手术外，还可以选择创伤较小的介入手术，主要针对主动脉瓣的置换，尤其是主动脉瓣狭窄介入手术换瓣是目前较为成熟的手段。目前在我国，心脏瓣膜介入治疗主要是对狭窄瓣膜的球囊扩张术，对于重度单纯二尖瓣狭窄、主动脉瓣狭窄和先天性肺动脉瓣狭窄者，若瓣膜钙化不明显，可以选择经皮瓣球囊扩张术，达到扩大瓣口面积、减轻瓣膜狭窄、改善血流动力学和临床症状的目的。医疗技术的变革和发展日新月异，毕竟对于人类而言，生命是最为宝贵的东西，没有之一，科学家们通过各种实验，大胆地尝试去发现更先进、更安全的方法解决疾病带来的痛楚。最近，有报道称日本科学家用硅等材料制成的"种子"在动物身上"种"出了人造心脏瓣膜，弥补了现有人造瓣膜的缺陷。想想这个"种子"在动物身上开花结果，长成成形的瓣膜，得有多么神奇啊，希望在不久的将来，这个方法可以在人类身上得以实现。

第二节　心脏的"漏洞"多

前面说过心脏的发育要经过一系列精密复杂的动作，如果你看过解剖学中人体的血管、神经分布，不得不感叹生命的奇妙，所谓"差之毫厘，失之千里"，心脏在发育过程中任何一个环节出了差错，都会造成先天性心血管畸形。不要以为先天性心脏病罕见,其实,每出生100个婴儿,差不多就有一个小心脏没长周全。先天性心脏病的类型分很多种,最常见的是动脉导管未闭(胎儿时期的特殊循环方式,肺还没功能,肺动脉和主动脉之间的通路即是动脉导管,胎儿全靠这根管子进行心肺间的血液循环,出生后随着肺开始执行功能,动脉导管会自行闭合)、卵圆孔未闭(心房间隔上的一个原始小孔,出生一年左右自行闭合)、房间隔缺损(左右心房之间的墙壁破了一个洞)、室间隔缺损(左右心室的墙壁破了一个洞)、瓣膜狭窄等,最严重且预后最差的叫法洛四联症,因为常见患儿面色青紫,又称青紫型先心病,包括了室间隔缺损、肺动脉狭窄、主动脉骑跨、右心室肥厚,这么多问题集中在一起,可能家长和医生都会头疼。

心脏如果异常发育,会长得非常别扭。先天性心脏病的发病原因有部分复杂且严重畸形是染色体异常或者基因突变造成的,但大多数简单的心内缺损或畸形,往往是孕妈妈怀孕早期(头3个月)因为病毒感染、服用了某些药物、接触了致畸物质(如放射线)或饮酒等造成,与遗传无关。随着大家对产前检查的重视度提高,孕妈妈们除了到医院常规进行胎心、胎儿体重、骨骼发育、甲状腺功能、糖尿病等检查外,还会选择基因检查和胎儿超声心动图检查。

孕妇产前进行胎儿超声心动检查,可以排除胎儿有先天性心脏病的可能,这一环节非常重要,不能忽略。通常孕妇在怀孕24周之前就能查出胎儿是否有心脏方面的致命缺陷。那么,需要完成几次超声检查来判断胎儿是否存在先天缺陷呢,正常情况下,孕妇在整个孕期要做3~4次B超:第一次是在怀孕1个多月时,可以通过B超看是否有宫外孕的情况等。第二次是在怀孕11~13周时,做一次NT(颈项透明层)检查。通俗地说,就是通过彩超看胎儿脖子皮肤的厚度。目的是诊断染色体疾病和多种原因造成的胎儿异常。以往的研究发现,在怀孕11~13周期间,如果胎儿是唐氏儿或者是心脏发育不好的话,颈项透明层会增厚,越厚胎儿异常的概率越大。这时,还能确定怀的是单胎还是多胎,并可测量胎儿双顶径、头围等。因为此阶段胎儿B超多项指标误差较小，便于核对孕龄。第三次是在怀孕22~24周时，做一次系统畸形及先天性心脏病的彩超检查。除了能发现脑积水、脊柱裂、胎儿肢体畸形等问题外，这时胎儿的生长达到一定水平，心脏显示的图像最佳，是做先天性心脏病检查的最佳时期。如果时间过晚，孩子骨骼的发育会对心脏显像造成干扰，且在孕晚期，孕妇羊水较少，对检查图像的质量也会有影响。一般情况下，一个详细完整的胎儿心脏彩超检查大约需要20~40分钟。只要将超声波探头置于孕妇腹部，对胎儿单心室、大血管异常、房室瓣畸形、主动脉闭锁、肺动脉闭锁等严重的先天性心脏病都能做出早期诊断。如果胎儿问题严重，就及时终止妊娠，如果是小问题，医生则会建议4~6周后复查。最后一次则是在32周以后，分娩以前。这时主要看是否脐带绕颈、羊水量是否正常、胎位是否适合顺产等。

先天性心脏病早期是没有任何明显症状的，大多数是因做儿童保健时医生听诊到心脏杂音而被发现的。可别小看儿保医生手中的那个小小听诊器，小朋友的胸壁较薄，医生可以通过听诊心脏跳动的声音发现不少问题，比如瓣膜关闭不全反流的杂音、比如心跳不规律、比如房间隔、室间隔缺损时血液发生分流的声音等，在这种情况下，儿保医生一般都会建议再去做一个心血管超声详细检查一下。小朋友的爸爸妈妈若在日常生活中发现孩子经常患感冒或肺炎、易疲劳，稍微一活动就爱喘气、蹲在地上，体力或生长发育不如同龄儿童，活动后发生口唇紫绀，应高度怀疑为先天性心脏病，需要及时到医院就诊。放在今天，因为宝爸宝妈们的优生优育意识加强，大多数先心病宝宝都能及时被发现，在早期就能得到及时治疗而不影响以后的生活，而我们在医院里面遇到的先心病患者更多的是年龄偏大的或者医疗条件落后地区的患者，在幼年时未能得到有效治疗，甚至根本不知道患有先心病，后面因为发生了心衰症状来就医时才发现，很多已经错过了最佳治疗时间。

先天性心脏病的治疗也包括了两种方法，介入治疗和外科手术治疗。介入治疗是目前最为简便、创伤小、费用低、恢复快的方法，大多数先心病患者均可通过这一方法得到有效的治疗。房间隔缺损、室间隔缺损、动脉导管未闭等类型，只要病例选择得当，均可以进行介入治疗。介入治疗包括经皮球囊瓣膜成形术、经导管封堵术等，其中经导管封堵术开展较为广泛，技术也很成熟了，其方法就是从外周血管将一根直径为 3~5 mm 的纤细导管穿行到心脏里面去，这个导管是空心的，头端装了一个封堵器。封堵器是由记忆合金制作而成，达到缺损的部位，跨过缺损，释放出一半，这一半一经释放，立即膨胀成一个扁扁的小碟子，医生让这个小碟子紧贴缺损并且盖住缺损的一面。然后在缺损的另一边再把封堵器的另一半释放出来，又变成一个扁扁的小碟子，这个小碟子紧贴缺损的另一面，这样就能分分钟把缺损给堵上。不过，这种封堵术是靠两边小碟子把缺损给夹住的，所以缺损一定得四周有边缘，如果一点残端都没有，或者缺损太大，还得开胸修补治疗。对于介入处理困难的巨大缺损，合并有严重的多种心内畸形者，可进行外科手术矫正。非紫绀性先天性心脏病手术安全性高，手术成功率近100%。先心病血管畸形的手术治疗强调尽早治疗的原则，心脏结构越早恢复正常，就越不会对体格发育产生影响。可能有人在某些电视剧或者电影上看到过，先心病的患者不能生孩子，其实这是没有科学依据的，大部分先心病患者接受手术治疗后，甚至某些缺损不需要治疗，只要心肺功能检查是正常的，都照样可以生孩子。只是这部分孕妇存在一定风险，在怀孕前和怀孕期间，甚至生产后都需要进行正规随访，避免发生不必要的风险。

说了这么多心脏的"漏洞"，是否所有的洞都需要修补呢？是不是洞越大就越需要手术治疗？其实不然，首先如果是长大以后才发现的先心病，不必紧张，恭喜你，心脏有缺损，还能长大成人，大部分这种情况都是比较轻松的类型，而且是可以治疗的。其次，洞需不需要补，与洞的大小并无正比关系，而是与这个洞造成的后果严不严重以及洞的位置有关系。一般先天性心脏病中仅有少数类型的先天性心脏病可以自然恢复，有的则随着年龄的增大，并发症会渐渐增多，病情也逐渐加重。其实有一些先天性心脏缺损是能够自己长好的，除了小于 5 mm 的膜部室间隔缺损外，还有位于房间隔中部的小的房间隔缺损以及动脉导管未闭。因为所有人在母亲肚子里时，室间隔膜部都是不完整的，室间隔看上去是左右心室之间起到分隔作用的一堵墙，但这堵墙在胚胎发育时是由三部分结构不断相互趋向并融合而成。这一类心内缺损的出生后闭合，其本质就是一份"拖堂作业"，把原本应该在子宫内完成的发育过程给滞后了。

以卵圆孔未闭这个最为常见的先天性心脏病为例，我们来深入学习一下，这个名字都听过无数次了，但是到底哪里才是卵圆孔呢？还得先从房间隔说起，房间隔是位于左心房和右心房之间的一堵墙，不过，我们的细胞在修筑这堵墙时突发奇想地砌起了两堵墙，一堵上面有洞，一堵下面有洞，但是二者又很巧妙地贴合在一起，看上去是完完整整的样子，看来有点意思，内藏玄机啊。这两堵墙中间重合的部分会粘连闭合，但有一部分人中间的重叠部分虽然紧密靠在一起，却始终没有粘连，存在一条非常狭窄的缝隙，这个细小的缝隙就称为卵圆孔，"孔"实则是一条"缝"。一般来说，卵圆孔会在出生之后一年内自己闭合，所以刚生出来的小宝宝如果房间隔有细小分流，可以密切观察，不予处理。但如果孩子到了三岁这个孔还没有长好，就叫做卵圆孔未闭。临床上，好多病人都是常规在做心脏彩超时偶然发现的，没有什么症状，卵圆孔未闭发病率在先心病中较高，成年人每四个人中就有一个卵圆孔终生不闭合的，一张麻将桌的概率啊。既往很长一段时间，人们认为卵圆孔未闭对心脏的血流动力学没什么影响，病人可终身无症状，所以不是很重视。但是最近的研究发现，这个多余的小缝成事不足、败事有余。卵圆孔未闭的危害性，也就是最近十多年才引起医学界的重视，并就此进行了深入研究。在大量临床证据的基础上，发现外科修补或介入封堵手术能够治疗一部分合并卵圆孔未闭导致的脑梗死。众所周知，血液在体内一定处于持续流动状态，否则就会发生凝结堵塞血管。在极少数人中，由于卵圆孔未闭是一个裂隙样通道，且左右心房的压力都不高，因此滞留其中的血液有可能形成细小的血凝块。心脏就是一台永动机，生命不息，跳动不停，心脏不停地收缩舒张，一不小心，就把卵圆孔缝隙里面的细微血栓给挤压出来进入血液循环中，然后就发生糟心的事了，小血块随着血液循环到达大脑，引起脑血管栓塞，就发生了脑梗死，可能引起肢体不听使唤、说话变得含糊甚至直接晕倒过去。此外，左右心里面的血液必须各走各的康庄大道，千万不能勾勾搭搭。对于少部分特殊体质的人，其卵圆孔未闭在左右心房之间暗渡陈仓，还有可能使得静脉系统的血栓、空气栓子等进入左心，从而进入冠状动脉、脑动脉等重要血管内造成严重伤害。如此细小的一条缝隙也会兴风作浪，因此，对于存在上述情况的病人，虽然卵圆孔未闭的缺损很小，只有数毫米，但是在无法找到其他病因的情况下，也不妨尝试封堵治疗。但如果没有出现脑梗死及栓塞症状，存在卵圆孔未闭的人完全不用杞人忧天，也不用特意为了这个小洞洞大动干戈，让它和你和平共处、相伴一生也是不错的主意。

虽说现在科技进步、临床检验技术日新月异，大家的健康意识有所提高，但是临床上还是有不少卵圆孔未闭的患者被漏诊，原因在于每个人的心脏透声条件和检查仪器的显示精度不尽相同。老百姓总以为超声、CT、MRI检查能够把人体看得清清楚楚、明明白白，甚至会觉得医生的眼睛自带射线、看一眼病人就能扫描到每根骨头、每个脏器，但实际上人体的成像条件不尽相同。打个比方，有些人是透明玻璃，清清楚楚；有些人则是毛玻璃，若隐若现；还有些人干脆就是一块烤漆玻璃，稀里糊涂。所以，怀疑卵圆孔未闭的病人，通过检查心脏超声不一定就能确诊，有些毛玻璃或烤漆玻璃，需要进一步做经食管心脏超声或许才能明确诊断。

第三节　让人胆战心惊的"电网"抽风

说完心脏这个小屋墙面结构的问题，我们来聊聊墙里埋的"电线"和我们居住的房屋一样，这些复杂的线路往往是最容易出问题的，一旦出问题，解决起来又是最麻烦的。心脏的线路出现的各种问题，在医学上我们统称为心律失常。心脏的工作由其"电路系统"供电，即是"传导系统"。这个系统的总指挥是窦房结，负责向心脏各个地方发送电流，发布最高指令，产生的电流通过房室结、希氏束、左右束支等结构传遍心脏，为心脏提供源源不断的电力。如果总指挥或者下面任意一个部门出了问题，那么心脏的电力供应就会出现紊乱，甚至停电。想想心脏这个最大的司令官躺平，结果得多恐怖啊。

经常会有身边的朋友对心率和心律两个概念傻傻分不清楚，最多的莫过于拿到体检结果看到"窦性心律"要疑惑和担心半天。

其实，如果体检结果上有这四个字存在，那可以说心脏的检查结果是非常完美的。在这里，我们再次科普一下，让大家都能简单理解一下我们的心脏跳动是怎么回事。前面章节在讲解心搏骤停常见的三种严重心律失常时已经提过一些相关知识，在这个章节我们主要对心律失常做一个较为全面的说明。

首先，我们解释一下心率和心律这两个基本概念，心率，是指我们心脏跳动的次数，是快是慢？一般以一分钟为单位计数，60~100次每分钟的心跳都是正常的，数心率就是你常看到的医生一手将听诊器放在左胸前，一手举起腕部的手表计数那个场景，有时候也常用数脉搏来替代数心率，大多数情况下，脉搏和心率是相等的。心律，是指心脏跳动的节律是否整齐？通过前面反复的赘述，地球人都应该明白，窦房结是心脏的总指挥，是最初始发放电冲动的地方，所以一般我们称正常的心律为"窦性心律"，就是大多数健康人体检时心电图所出的报告。心脏区别于人体其他器官最大的一个特点就是自律性，从原始心腔搏动开始心脏就有了自己的节奏，它不受大脑主观意识的控制，因为它自带"发动机"和"电线电路"，一旦"发动机"和"电线电路"出了问题就会出现我们说的心律失常。心律失常的原因有：总指挥"窦房结"罢工或者有不听指挥的提前干了总指挥的工作、乱发指令，或是电线电路出现了短路、支路等情况，导致心脏活动的起源和（或）传导障碍，最终发生心脏跳动频率和（或）节律的异常（图6-1）。以往医学上喜欢用快、慢来区分心律失常的种类，今天我们则用发生故障的地方来区分，后者能概括得更为全面。

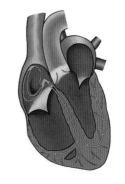

图 6-1　传导系统简图

　　首先，故障如果发生在"总指挥"窦房结时会出现心动过缓、过快、节律不齐、窦性停搏几种情况。这里需要重点提一下的是窦性心律不齐，从字面意思就可以看出，窦性，这个节律是没有问题的，是总指挥发出的，但是节律不整齐，对于大多数人来说，窦性心律不齐是一种正常的生理现象，也是体检心电图时比较常见的一个结论，并不代表一种心脏病。多见于年轻人，与剧烈运动、饮酒、喝咖啡等也有关，还有一种情况比较普遍，现在熬夜人群越来越多，晚睡习惯、刷手机、刷剧、打游戏……这些原因也是导致窦性心律不齐的罪魁祸首，但一般通过休息、戒咖啡、戒酒可以得到改善，不需要治疗。窦性停搏，顾名思义，窦房结罢工，不发放冲动了，这不就直接导致心搏骤停了么。最常见的原因为迷走神经张力突然增高，对心脏产生抑制作用，比如咽部受刺激、按压颈动脉窦等（颈动脉位于颈部两侧平喉结位置，穿衬衣系领带过紧会导致突然的晕厥就是这个道理），窦性停搏如果持续时间较长就会出现心慌、黑矇、晕厥危及生命，需要紧急安置心脏起搏器治疗。还有一种较为特殊也较为常见的窦性心律失常称为病态窦房结综合征，"病态"这两个字描述得很形象，病快快的司令官指挥战斗，这场仗当然胜算不大。导致窦房结生病的原因主要为病毒性心肌炎、冠心病、心肌病等，启动心跳的主角出了问题，最容易导致的就是严重的窦性心动过缓，心跳太慢，泵血量不足导致各个脏器缺血，尤其是大脑，出现黑矇、晕厥等情况。还有一种病态窦房结综合征的表现较为常见，病人的心跳时快时慢，医学上称为快慢综合征，临床上处理起来比较棘手，到底该治疗快还是慢？稍不慎重就会导致严重后果，一般这种情况下我们都不轻易使用减慢心率的药物，最佳方案还是安置心脏起搏器，至少保底心跳还有起搏器兜着，再去处理心率过快的问题。

　　接着我们来到心房，看看这里发生的心律失常比较常见的有哪些？先来聊一下房性期前收缩，在心内科门诊上班的医生经常会遇到这样一类患者，他们描述自己突然心跳得厉害，或者心跳突然咯噔一下，做心电图或者心脏彩超检查又没发现什么，其实这些症状就是典型"期前收缩"的表现。

为什么会有"咯噔"一下的感觉呢？我们看看期前收缩的解释就会明白，期前收缩是指窦房结以外的心房内、房室结及其周围或心室内的任何一点发出的一个过早激动所造成的心脏搏动。正因为有提前出现的一次搏动，所以在正常的心跳中间会出现咯噔一下的感觉。房性期前收缩也叫房性早搏，正常成人做 24 小时动态心电图检查，约 60% 的人有房性期前收缩发生。房性早搏可见于各类器质性心脏病，同时也可见于一些生理情况，比如自主神经功能紊乱、过量饮酒、喝咖啡、劳累、神经紧张、更年期等。大多数房性期前收缩是不需要治疗的，但戒酒、戒咖啡、浓茶、改善睡眠这些是有必要的。如果是器质性心脏病导致的房性期前收缩，应积极治疗原发病。

　　下面登场的这位相信大家就较为熟悉了，心房颤动，简称房颤，通俗一点就是心脏乱跳的感觉。1616 年，著名剧作家、诗人莎士比亚去世，终年 52 岁，在他 47 岁那年曾写下"我的身体在颤抖，我的心在疯狂地舞动，但这并没有使我快乐"这段看似描述暗恋心情的话，被现代医学专家认为是"心房颤动"的典型表现。心房颤动是较为高发的一种心律失常，随年龄增加，发病率增加。发生房颤时，正常的心房电活动消失，代之的是无规律的房颤波，心跳节律紊乱，导致心脏无法行使正常的射血功能。患者往往出现心慌、乏力、头晕等不适，房颤最严重也最常见的后果就是血栓事件，随着心房疯狂地颤抖，蹦迪的心房无法正常收缩了，血流处于一个淤滞的状态，红细胞、血小板就很容易沉淀下来，变成一个红色定时炸弹——血栓，而血栓一旦脱落就引起脑梗死等全身性血栓栓塞事件发生。房颤分为四种类型：阵发性房颤（持续时间 ≤ 7 天，一般 ≤ 48 小时，可自行停止，普通心电图不容易发现，可做 24 小时动态心电图明确）、持续性房颤（持续时间 >7 天，需要临床干预，可恢复窦性心律）、持久性房颤（持续时间 ≥ 1 年，通过治疗可以恢复窦性心律）、永久性房颤（持续时间 >1 年，不能恢复窦性心律或终止后又复发）。面对心房颤动我们该怎么做呢？首先还是要早预防：早期控制房颤发病相关的危险因素，保持健康的生活方式，戒烟，避免酗酒，不熬夜，适量运动，控制好血压、血糖、血脂和体重。其次是早发现：有心慌胸闷等症状发作时，及时去医院检查心电图。俗话说，防患于未然，我们建议 65 岁以上的老年患者，每年至少做一次动态心电图筛查房颤。再有就是早治疗：一旦确诊房颤后，无论有否症状，都建议到心内科或房颤专病门诊就诊，根据栓塞风险评分决定是否立即启动抗凝治疗，同时评估有无手术机会尽早终止房颤。

如果心脏电传导的问题发生在心房和心室之间，这种心律失常称为房室传导阻滞，房室传导阻滞可发生在心脏电传导系统的不同部位。根据阻滞程度的不同，可分为一度、二度和三度房室传导阻滞。三种类型的房室传导阻滞其临床表现、预后和治疗有所不同。诱因常为心肌炎、器质性心脏病、药物等因素，一度房室传导阻滞，患者可无任何表现，无需干预。二度房室传导阻滞分为 I 型和 II 型，前者一般无症状，也无需处理。三度房室传导阻滞是较为危重的一类心律失常，心房和心室的跳动毫无关联，各自为政，一片混乱，心脏完全无法正常工作，严重时患者会出现晕厥甚至心搏骤停，严重的二度 II 型和三度房室传导阻滞需要安置心脏起搏器治疗。

阵发性室上性心动过速，大家或多或少应该听过这个名字，在急诊抢救室里几乎每天都会遇到一两个这类患者。发作时心慌、冷汗不适，部分患者数十秒至数分钟可自行缓解，到医院就诊时心电图可能已经恢复窦性心律。俗话说"久病成良医"，好多这类患者经过反复发作后已经很有经验，一到急诊室就告诉医生："我室上性心动过速"发病了，随后一拉心电图，果不其然。治疗阵发性室上性心动过速除了药物外，还有一系列物理方法，比如刺激迷走神经，最简单的方法就是抠喉咙，刺激咽部引起恶心的感觉，还可以用力吸气后屏住气几秒钟，或者按摩单侧颈动脉窦 10 秒钟，这个方法不适合于非学医的大众，且只能按压单侧，否则容易导致大脑缺血晕厥。以上方法都可以提高迷走张力，减慢心率，中断室上性心动过速的发作。现在临床上医生会用一种简单、经典的方法——"瓦氏改良动作"来终止室上性心动过速的发作，很神奇，效果明显，这个动作的原理是深吸气后紧闭声门，用力做呼气动作，呼气时对抗紧闭的会厌，胸腔内负压增加，静脉回心血量减少，兴奋迷走神经，终止室上速发作。操作分为三个步骤：①患者取半卧位或坐位。②取一只 10 ml 注射器，让患者用力吹气，当在 40 mmHg（相当于把 10 ml 注射器活塞吹动起来的所需要的压力）的压力水平下维持 15 秒，操作者以口头指令帮助患者达到目标压力保持足够的时间。③吹气结束后立即让患者仰卧位并同时助力举起患者双腿抬高下肢 45°~90° 维持 45 秒。反复发作的阵发性室上性心动过速需要进行射频消融介入手术治疗，效果理想，复发率低。

最后来到心室位置，在这里发生的心律失常较以上部位（心房、房室结）相对危害更大，如果不重视和及时处理，可能会危及生命。室性早搏，也叫室性期前收缩，同前面讲的房性早搏一样，只是导致室性早搏的异常起搏点位于心室内，表现也是心慌、胸闷、头昏等。导致室性早搏的原因也分为生理性和病理性两种，前者多见于摄入过量烟、咖啡、酒精、更年期、劳累等，后者多见于各类器质性心脏病，电解质紊乱，如低钾、低镁也可导致室性早搏的发生。室性早搏导致的后果相对房性早搏更为严重，尤其是多源性（就是室性早搏的波形在心电图上有多种多样的模样，长得一点都不乖）、频发的室性早搏，需要引起足够重视，及时到医院心血管内科门诊就诊处理。除了口服药物外，可选择进行经导管射频消融介入手术治疗，成功率达 90% 以上。当连续出现 3 个或以上的异常心室搏动，且频率大于 100 次/分就称为室性心动过速。室性心动过速极易发展为心室扑动或心室颤动，造成严重的后果，尤其是一种特殊类型的室性心动过速——尖端扭转型室速，心室率可超过 200 次/分，心电图上可见畸形的 QRS 波沿着等电线像扭麻花一样连续扭转，此种室速可导致血流动力学紊乱，极易出现休克、猝死，有很高的致死风险。除了药物治疗外，可以选择植入心律除颤转复器，但费用较昂贵。

室性心律失常最为严重的情况为心室扑动和心室颤动，死亡率极高，也是心搏骤停最为常见的原因。发生心室颤动时，窦房结的主导地位早就被心室内各个蠢蠢欲动的异位节律点取代，它们尽情发挥自己的特点，个个都是主角，就好比一个管乐团的指挥已经消失了，各个乐器都在尽情表现自己的音色，试想一下，这样的乐团怎么可能演奏出和谐动听的乐章，肯定是刺耳的杂音。同样，当心室内出现多个异位节律点后，心脏完全不能发放正常的电冲动，心室无法完成有效的收缩，不能行使正常的射血功能，瞬间，各个组织器官出现缺血表现，患者可出现突然的意识丧失、抽搐，甚至猝死。如果得不到及时的救治，生命宣告结束。心电图上见不到正常的 QRS 波形，取而代之的是大小高低不同的室颤波，如同随手画出的不规则波形图。急诊抢救室每天都会上演这样的生死时速，发生室颤的患者往往身边都会围上好几位医护，这时床头边上缺不了一个非常重要的角色，大家肯定都知道是什么吧——除颤仪。有时候遇到发生电风暴的患者，室颤频发，我们可能会除颤几十次。发生室颤时，需要紧急启动我们的心肺复苏，包括前面讲到的院外发生室颤有条件时需要使用 AED 救命，这里就不再赘述。

说到室性心律失常，在这里我们再额外科普一个专业概念——电风暴。

对于雷暴天气大家一定不会陌生，画面感很强，暗夜里划过天空那一道道刺眼的闪电，耳边轰轰雷鸣，狂风、暴雨，其实心脏也会发生类似场景，在临床上被称为"室性心律失常风暴"，指一天内发生超过 2~3 次的室性心动过速和（或）心室颤动，引起严重血流动力学障碍而需要立即电复律或电除颤等治疗的急性危重性症候群，简称电风暴。在抢救室里一些急性心肌梗死的患者身上常可以看到此种表现，我们曾经有遇到过因为发生电风暴反复除颤几十次的患者，除颤仪拉在床头，一位医生专门守在机器旁边随时准备除颤。发生电风暴的患者死亡风险极高，预后差、处理棘手，因此常作为急危重症凶险情况出现，抢救此类患者的床旁常是围满医护人员的。所以，当你在抢救室听到医生提到"电风暴"这三个字眼时，做好心理准备，那一定是非常危急的情况！

第七章

密不透风的"心墙"也难逃此劫

第一节　认识冠心病

说完心脏这个小屋的"门"和"线路",我们来聊聊房间的墙,也就是心脏各个腔的心肌壁,在这里又会发生些什么事情呢?我们将要重点提到两类疾病,首当其冲的就是急性心肌梗死,大家较为熟悉的一个名字,另一类是心肌病。

学习疾病之前,我们先来认识一下什么是心肌细胞,它是构成心肌的重要成员,又被称作心肌纤维,具有兴奋收缩的能力。广义的心肌细胞包括组成窦房结、房内束、房室交界部、房室束和浦肯野纤维等传导束的特殊分化的心肌细胞,以及一般的心房肌和心室肌工作细胞。前者称为自律细胞,如前所述,它们构成心脏的独特传输系统,具备全自动造成规律性、激动的工作能力,控制着心脏规律的电活动。后者包含心室肌和心房肌,有着丰富多彩的肌原纤维,具有强大的收缩作用,故又称为工作细胞。两大类细胞各自完成一定的职责,相互配合,进行心脏的正常生理活动。

今天我们主要着重于后者(工作细胞)发生的病变,最为常见的要数急性心肌梗死,造成心肌细胞损伤甚至坏死的根本原因在于冠脉血管。在我国,心肌梗死的致死率高居心脑血管疾病的第一位,据统计,每18到20秒就有一例心梗事件发生,而每3位心梗患者中就有1例因猝死离开人世。可见急性心肌梗死造成的危害极大,需要大家高度重视。

初识冠心病

我们都知道心脏是生命的源泉，没有心脏日日夜夜不辞辛劳的跳动，就没有我们如此旺盛的生命，这里要由衷地向心脏君说一声，您辛苦啦！

人的一生中心脏一刻也没有停歇过，平均每天跳动约 10 万次，泵出 7000 多升血液，流动 10 万多公里，这些数字看起来是多么难以置信，但它们就真实发生在我们每一个人的身上。

那么，心脏为我们全身提供血液循环，让血液中充满了人体所需要的氧气和营养物质，但是我们是否思考过，心脏又是靠什么维持动力的呢？

其实，心脏像其他器官一样，也是需要血液带来氧气和营养的。为心脏提供氧气和营养的血管叫冠状动脉。冠状动脉像树枝一样分布在心脏表面，由粗到细，滋养着每一个心肌细胞！冠状动脉起始于主动脉根部，主动脉就是从心脏出来最大的一根血管，所有的血液都是从这根血管流向全身，可以说是我们人体最主要的输血管道了。冠状动脉从主动脉根部出来后，就逐渐从心脏外膜穿过心肌层到达心脏内膜，并且变得越来越细，最后变成微动脉和毛细血管。冠状动脉先分出两个最大的分支——左冠状动脉和右冠状动脉，分别走向左心和右心，它们各自负责半个心脏心肌的供血。我们的心脏能够正常并且有活力地持续工作，冠状动脉功不可没，所以如果冠状动脉出现问题，比如堵塞，血流不能正常通过，心脏就会遭遇危机！

那么，在什么情况下冠状动脉会出现问题呢？大家是不是经常会听到动脉粥样硬化这个词语——它就是对我们身体中动脉血管最大的威胁。我们人类刚出生时，血管是非常柔软和富有弹性的，大家可以想象婴儿时期的肌肤，那种柔嫩让人为之沉迷！但随着年龄的增长，血液中的脂质会逐渐沉积到血管壁上，使血管壁上出现一团一团的黄色斑块，这就是粥样斑块。粥样斑块越积越多，造成血管腔的狭窄，血管内壁就不再光滑，血流就会减少，同时动脉血管壁的弹性就会下降，甚至硬化，这个时期就形成了动脉粥样硬化。我们可以想象一下家庭中的自来水管道，长年累月，管道内都会形成厚厚的水垢，使管道内径变小，就类似我们身体里的血管被粥样斑块堵塞而越来越窄一样。

动脉粥样硬化是我们每个人随着年龄的增长都会遭遇到的麻烦，但那些患有高血压、高血脂、高血糖和吸烟的人会发生得更早和更严重。所以医生们总是会对患者说："健康生活，低盐低脂，戒烟戒酒！"

　　这可不是医生的碎碎念，为了大家的健康，他们也是操碎了心！万一我们真的没有好好听医生的话，或者我们的爷爷、奶奶、爸爸、妈妈有高血压、高血脂、高血糖病史，而且又遗传下来，造成动脉血管粥样硬化，那我们就很有可能患上一种病——冠心病。

　　学习了前面的知识，我们应该明白，冠心病指的就是，冠状动脉出了问题，因为动脉粥样硬化最容易发生在冠状动脉里。冠心病就是冠状动脉粥样硬化性心脏病的简称，是动脉粥样硬化的结果，根据它的不同程度的表现又可以分成以下几种类型。

　　隐匿型：患者可以完全没有症状，每个人都觉得自己简直健康得不得了，但是通过心电图或者运动实验可以发现身体有心肌缺血的现象，冠状动脉造影也能发现有狭窄的血管。这是冠心病病变的最早期，一般很难发现，所以现在提倡定期体检，特别是有家族患病史和不良生活习惯的朋友们，一定要重视。

　　心绞痛型：有些患者会突然觉得心口的地方绞痛，过一会儿又好了，或者含了硝酸甘油就缓解。这是因为心肌已经发生缺血，刺激心脏的神经，引起胸骨后、心前区的疼痛。这个时候就要引起重视了，如果得到合适的治疗，可以很好地控制病情，仍然能够愉快地享受美好的生活！但是，如果我们还不重视，就可能会发展成更加严重的心肌梗死，甚至猝死！

　　心肌梗死型：冠状动脉硬化较为严重的情况下，血管腔被脂质堵塞，管腔会变得非常狭窄。当遇到某些诱发因素，比如寒冷、重体力活动、情绪激动，这些脂质块就会发生破裂，让血小板聚集于此，造成整个血管管腔的完全堵塞，不能再为相应范围的心肌提供供血，缺血的心肌很快就会发生坏死，最终形成心肌梗死。到了这个时候，对于患者的救治就是争分夺秒了。有新闻报道，几个家长辅导娃娃功课的时候，因为情绪太过于激动，真的发生心肌梗死送医院抢救了，这就是活生生地被气死的节奏！所以那句话说得一点没错——儿孙自有儿孙福。辅导孩子把自己弄到医院去，实在是得不偿失。

心肌硬化型：心肌缺血时间长了，心肌组织就会发生纤维化而失去弹性，心肌僵硬收缩无力，造成心肌硬化。一般来说，心肌硬化的范围不会太大，否则心脏就会失去有效的泵血功能而发生猝死。但如果身体上存在心肌硬化，就一定会影响心脏的功能，特别容易发生心律失常和心脏衰竭。

猝死型：这个词听起来就让人不寒而栗，谁也不愿面对如此残酷的情况。当冠状动脉的主要分支被堵塞，大面积的心肌得不到供血而缺血缺氧时，人就会发生严重的心律失常，比如室颤。这时我们的心脏只能颤动，而无法有力地跳动，整个身体的血液循环失去了动力。如果没有及时得到救治，患者将很快发生死亡，这就是猝死。其实这个词在新闻里面的出现频率还是挺高的，某某明星猝死了，某某运动员猝死了。

猝死已经成为威胁现代人生命安全的重要杀手，我们一定要好好地认识它，并且想尽一切办法避免它的发生！

现在，大家是不是对心脏有了更多的认识？所以我们一定要树立这样的信念——心脏非常重要，它是生命的主动力；心脏很强壮，它可以几十年如一日地跳动；然而，我们的心脏又很脆弱，缺血缺氧几分钟就会发生心肌坏死，甚至猝死。所以珍惜生命要从爱护心脏开始！

闻之色变的心肌梗死

"昨天隔壁单元的王阿姨心梗了，马上拉到医院都没救回来！"

"这么突然，可惜了，才50多岁，平时多好一个人，经常跟我们一起跳舞，娃娃才刚刚结婚，孙子都没抱到！"

"她平时就是血压高，说喝芹菜根熬的水，还有每天晚上泡脚按穴位，但就是不吃药，说是吃药就依赖了，停不下来。"

"那怎么行，生病了肯定得吃药呀，我糖尿病都是天天吃着药的。哎，所以说还是怪她自己啊！我们以后都要注意，该吃药吃药，多活几年，多抱抱孙孙，这才安逸嘛！"

大家回忆一下，上面这样的对话是不是经常听到？现在的生活水平提高了，得高血压、冠心病、糖尿病的人也多了，如果没有认真治疗，真的会发生很多意外。我们在叹息的同时，更重要的就是相信科学、相信医生，不要迷信偏方，不要道听途说了！

第二节　心肌梗死是怎么回事

从前面一节，我们都知道了冠心病分为好几种类型，急性的心肌梗死就是冠心病里面最严重的类型。心肌梗死发生的主要原因是冠状动脉在粥样硬化斑块的基础上，由于某些诱发因素导致斑块破裂，形成血栓，血栓将血管完全堵住，血流完全中断，相应的心肌因严重缺血和缺氧而坏死。另外，在冠状动脉粥样硬化的基础上，发生冠状动脉痉挛，也会造成血流中断和心肌梗死。所以，造成心肌梗死的三大真凶就是：动脉粥样硬化、血栓形成和冠状动脉痉挛！

除了由冠心病发展而来的心肌梗死，还有另外两种原因造成的心肌梗死也不容忽视，它们就是房颤和全身性疾病。患有房颤的患者非常容易形成血栓，血栓脱落随着血流流入冠状动脉，当卡在冠状动脉的某一处时会导致冠状动脉急性堵塞，出现心肌缺血、坏死。当然这个血栓可能随着血流流到全身各个血管，卡在脑血管就会导致脑卒中，卡在肺血管则导致肺栓塞。

所以说，血栓就像一枚定时炸弹，跑到哪里哪里就遭殃，事实的确如此，所以患有房颤的患者必须要预防和警惕心肌梗死的发生！全身性疾病如严重贫血，由于血红蛋白降低明显，所以即使冠状动脉没有明显狭窄，还会由于缺少血红蛋白运送足够氧气，导致心肌急剧缺氧，从而导致心梗的发生。简单通俗地说，血管像一条条马路，血红蛋白就是马路上行驶的小汽车，小汽车运送着氧气和养料到全身各处。当严重贫血时，马路还是那条马路，但上面行驶的小汽车少了，没有小汽车输送氧气，组织器官还是会缺氧的！

房颤

房颤就是心房没有像正常情况一下一下地收缩，而是颤动，有点像紧张或者寒冷的情况下，身体不由自主地颤抖，是最常见的持续性心律失常。随着年龄增长，房颤的发生率不断增加，75岁以上人群可达10%。房颤时心房激动的频率达300~600次/分，心跳频率往往快而且不规则，有时候可达100~160次/分，不仅比正常人心跳快得多，而且绝对不整齐，失去有效的收缩功能。引起房颤的原因很多，常见的病因包括高血压、冠心病、心脏外科手术、瓣膜病、心力衰竭、心肌病、先天性心脏病、肺动脉栓塞、甲状腺功能亢进症等，另外，它与饮酒、精神紧张、水电解质紊乱、严重感染等也有关系。房颤患者会感到心悸，就是感到心跳加快，伴有乏力或感觉劳累，头晕眼花甚至晕倒，胸口疼痛或者压迫感，有些患者还会觉得呼吸困难。房颤时心房丧失收缩功能，血液容易在心房内淤滞而形成血栓，血栓脱落后可随着血液至全身各处，导致冠状动脉栓塞（心梗）、脑栓塞（脑卒中）、肢体动脉栓塞（严重者甚至需要截肢）等。房颤可以通过结合临床症状和心电图、动态心电图检查结果确诊，如果确诊了就需要进行抗心律失常和防止血栓形成的治疗。有些房颤患者也可能没有明显的症状，而是在体检时发现的，但不管怎样，只要确诊了房颤一定要进行正规的治疗，否则它带来的后果还是非常严重的。

严重贫血

大家对贫血一定不陌生，生活中我们会发现有些人面色苍白，老百姓的话叫做没有血色，一般就会认为这个人贫血，好心的长辈们还会嘱咐他多吃猪肝、菠菜等食物帮助生血。这些说法还是有一定意义和根据的。贫血是指人体外周血红细胞容量减少，低于正常范围下限的一种常见的临床症状。由于红细胞容量测定较复杂，临床上常以血红蛋白（Hb）浓度来代替。我国血液病学家认为在我国海平面地区，成年男性Hb<120 g/L，成年女性（非妊娠）

Hb<110 g/L，孕妇 Hb<100 g/L 就有贫血，当 Hb<60 g/L 时，就属于严重贫血了。引起贫血的原因非常多，也很复杂，简单地说有造血系统损害造成的贫血，造血环境异常造成的贫血，造血原料不足或利用障碍造成的贫血，红细胞被破坏造成的贫血和失血性贫血。贫血的患者最突出的症状就是面色苍白，严重时脸白得像一张白纸，还会感到头晕、没力气、疲乏、劳累、瞌睡等。当然最严重的影响还是对心脏的损害，长期重度贫血会导致心肌供血不足、心肌缺血而发生心肌梗死。

急性心肌梗死发生后，坏死的心肌失去收缩功能，使整个心脏泵血功能明显减弱。也就是说，我们的血液循环失去动力了，随之而来的就是血压下降，重要组织器官供血不足，缺血缺氧引起器官功能障碍。对缺氧最敏感的就是大脑了，所以当发生了严重的心肌梗死时，人就会突然失去意识，一瞬间就什么也不知道了，喊也喊不答应，摇也摇不清醒。另一方面，心脏里面的血液淤滞，外周静脉里的血液没法回到心脏，整个身体的血液循环都堵塞不畅。这时我们看到的患者就会出现胸闷、气紧、嘴唇发紫、面色苍白、下肢水肿等症状。

第三节 心梗这么可怕，哪些人容易得

心梗既然这么可怕，那哪些人会是高危人群呢？也许这个时候你会在心中默默祈祷："虽然我喜欢吃火锅、串串、烧烤、汉堡，没事熬个夜，上班太累下班就是躺平的，但是我心地善良、宅心仁厚，从不做对不起天、对不起地的事情，心梗这么吓人的病肯定不会找我吧！"

不好意思，这个病还真不是看谁道德高尚就不找上门，所以我们还是多多关心一下自己的生活方式和作息吧。

首先，因为动脉粥样硬化是随着年龄的增加而加重的，所以高龄肯定是一个比较重要的高危因素。高血压、高血脂、糖尿病患者是比较明确的高发人群，因为他们的血管更容易发生动脉粥样硬化。另外，吸烟、肥胖和脑力

劳动者也需要注意，特别是近年来年轻的心肌梗死患者多数来自压力大、加班多、熬夜多的 IT 行业。我们收治了多例 30 多岁的心梗患者（还都是男性）都是因连续加班熬夜所导致，甚至发生呼吸心搏骤停，虽然抢救非常及时，但最终还是因病情太重而失去了年轻的生命。在这里，我们不得不啰嗦几句，"金钱诚可贵，生命价更高"，真的不要用过度消耗健康来换取所谓的美好生活，没有什么比活着更令人留念。每当想起他们年轻妻子绝望、无助的眼神，年幼孩子稚嫩、懵懂的样子，我们的内心都感到非常悲痛，漫长的岁月再无爱人相伴，成长的美好失去父亲的庇护，这种遗憾无法弥补。除此以外，有家族史者患病概率也大大增加，如果祖父母、父母一方或双方患有冠心病，子女得心肌梗死的可能性就大大增加。但心肌梗死并不是遗传病，而是因为高血压、糖尿病、肥胖等高危因素可以遗传，再加上一家人共同生活会有很多相同的生活习惯，比如有些朋友全家人都喜欢吃肥肉，这些都可能导致一个家庭中多个成员都患上冠心病。

所以，如果我们想将心肌梗死拒之门外，还是赶快回去向自己的亲人都宣传一下这种疾病的危害和防治的办法吧。

高血压

高血压是最常见的慢性病，也是心脑血管病最主要的危险因素。应该说高血压与心肌梗死有着密切的关系，往往高血压有可能会引发冠心病，诱发心肌梗死。高血压的患者，尤其是长期处于血压高状态，有可能会导致动脉硬化，发生在冠状动脉血管里就有可能引起冠状动脉血管粥样硬化，导致管腔狭窄甚至闭塞，引起心肌供血、供氧不足，甚至出现心肌的坏死。再有，即便是患者平时服用高血压药物，但如果服药断断续续，或因为气候、情绪，血压骤然升高，本身又有冠心病，就有可能会诱发心肌梗死，所以说高血压与心肌梗死有着密切的关系。

高血脂

高血脂其实就是血液里面的脂质成分太多，主要是指胆固醇和三酰甘油。正常情况下，它们是给人体提供能源的主要物质之一，也是体内组织细胞的主要成分之一，肉眼可见的肥肉的主要成分就是它们。因为脂质不溶于水，与清油、香油、牛油不溶于水一个道理，必须和血液里面的特殊蛋白结合才能通过血液被输送到全身各处。这种特殊的蛋白叫做载脂蛋白，血脂和载脂蛋白结合后就叫脂蛋白。脂蛋白有好几种，与胆固醇结合的有低密度脂蛋白（LDL）和高密度脂蛋白（HDL）。低密度脂蛋白的作用是将胆固醇运到肝外组织，包括沉积在冠状动脉上形成粥样斑块的那部分，因此这部分胆固醇是"坏"的，是动脉粥样硬化和心肌梗死的罪魁祸首。高密度脂蛋白则是把血中的胆固醇运送到肝内进行转换的，这部分胆固醇相对来说就是"好"的了。"坏"胆固醇和三酰甘油在血液中越来越多，冠心病就随之而来，发生心肌梗死的风险也会越来越高。

糖尿病

糖很甜，但是高血糖可不甜，还会带来很多麻烦。糖尿病患者主要表现为血糖升高，其后果是血液黏稠，血液流速变慢，使血脂容易在动脉壁上沉积，而糖尿病往往伴有血脂升高，所以它很容易引起动脉粥样硬化。如果一个人患有糖尿病，那么他患冠状动脉粥样硬化的速度会明显快于没有糖尿病的人。糖尿病患者还会存在两种心脏损害。第一种是心脏自主神经受损，包括迷走神经和交感神经损害，使心脏处于没有神经支配的状态。表现为心率加快、体位性低血压、无痛性心肌梗死。心脏的自主神经就像是一个报警系统，监视着心脏的供血情况，但自主神经受到损害，心脏就发不出疼痛的信号，患者因为没有疼痛感觉而忽视病情变化，更容易发生猝死。第二种是心脏的小动脉和毛细血管硬化，引起心肌缺血缺氧，加重心脏损害。糖尿病患者发生的冠状动脉粥样硬化往往是多根血管病变，因此它引起的急性心肌梗死程度重、面积大，预后更加不良。

吸烟

很多时候吸烟都被视为一种很酷的行为，也有很多人用吸烟来抵御疲劳，"吸烟有害健康"这句人人都熟知的话可以说沦为了空谈。但是，吸烟真的是百害无一利！现在已经非常明确吸烟与急性心肌梗死有着非常密切的关系。吸烟者患急性心肌梗死的猝死率比不吸烟者明显增高，吸烟年数越长，每天抽烟的次数越多，越容易患心肌梗死。烟草中还含有多种致病物质，其中与冠心病有关的就有十余种，引起冠心病和急性心肌梗死的主要成分是一氧化碳和尼古丁。一氧化碳使血红蛋白失去运输氧的能力，可以挤掉氧气与血红蛋白结合，造成组织器官缺氧，还会加重动脉粥样硬化的发生，促进冠心病的形成，使已经患有冠心病的人发生急性心肌梗死。尼古丁能使吸烟者成瘾，还能刺激儿茶酚胺的释放，增加心排血量和心率，加重冠心病患者心脏的负担，从而诱发急性心肌梗死。此外，吸烟还可以使血压、血脂升高，加快冠心病形成。

肥胖

天天都在喊减肥的人怎么都减不了肥，因为他们只把减肥挂在嘴边，而不落实到行动中，该吃吃，该喝喝，又从不运动，现在点个外卖楼都不用下，送到家门口。时间长了，体重自然也就居高不下。不过人人又都在喊减肥，肯定也是因为知道肥胖带来的隐患非常多。也许更重要的是失去了苗条的身材就不那么美丽和帅气了！但从健康的角度来说，美不美倒还是其次，可怕的是肥胖的人患急性心肌梗死的概率是一般人的 2 倍。肥胖本身与冠心病不一定有直接的关系，但肥胖会引起血糖升高、血脂升高、血压升高，肥胖的人体力活动较少，容易引起动脉粥样硬化。肥胖的人体重增加，心脏的负担就重了，心脏的耗氧量也增加，这些因素都会增加心绞痛和心肌梗死发生的可能性。

所以，为了我们的身材和健康，还是咬牙开始减肥吧。

第四节　心肌梗死的先兆症状

虽然急性心肌梗死常都是突然发生的，但其实在发生之前还是有一些先兆的症状。这些先兆症状就是身体发出的提醒信号，如果及时发现并到医院进行规范的治疗，可能会避免一场灾难，反之则后果不堪设想。

让我们来看看，这些信号都包括哪些：

1. 突然发生不稳定性心绞痛

王大爷和老伴儿买菜回来，刚走到小区门口，王大爷突然停下来不走了，老伴儿问他怎么了，王大爷抚着胸口说："等一下，胸口有点绞着痛……"老伴儿就扶着王大爷站了一会儿。大概站了 5 分钟，王大爷好像缓过来了，就喊老伴儿赶紧回家。老伴儿说："胸口痛要小心点哦，我们还是去医院看一下嘛！"王大爷却说："不去了，麻烦得很，现在没得感觉了，等下个星期娃娃回来再说嘛。"

于是，在王大爷的坚持下，家人终究没让他去医院检查。过了两天，王大爷在家突发心梗送到医院抢救，住进了重症监护室……

2. 突然感到胸闷，就像有一块大石头压在胸口上，喘不过气来

一个美好的清晨，迎着阳光，刘爷爷正在舞剑，只见他一个跃步三挑接一个坐盘反撩，剑却停在了半空中。刘爷爷突然感觉胸部憋闷，喘不上气，胸口像被千斤巨石压着，疼得直冒汗。一起运动的剑友们赶快拨打 120，及时将刘爷爷送到了医院治疗。后来从刘爷爷儿子那里才知道，那天刘爷爷发生了心肌缺血，是心肌梗死的前兆，幸好送医及时，治疗效果很好。

3. 突然觉得心慌、心跳得厉害，或者突然心跳停顿了一下

凌晨 2 点，技术部办公室的灯光还亮着，小张为了按时交出项目报告书，已经连续两天晚上加班到凌晨了。因为平时工作压力大，小张养成了吸烟的习惯。他走到窗边吸了支烟，正准备返回办公桌完成最后的工作，却突然觉得心慌、气急，过了好一会儿才缓过来。回到家，为了不让妻子担心，小张没有告诉她刚才的情况。第二天，当同事们发现晕倒在办公桌上的小张时，他已经停止了呼吸。

4. 晚上睡觉的时候突然憋气、大汗淋漓

周六晚上，唐先生和十年没见的大学同学聚会喝了不少酒。回到家，他觉得特别疲惫，很快冲了澡就上床睡觉了。睡到半夜，唐先生突然惊醒了，并且浑身大汗。唐太太问他怎么了，他说："刚才突然觉得接不上气，像胸

口这一片都被堵住了，特别难受。"在唐太太的坚持下，他们很快就去了医院，经过检查发现唐先生已经有心肌缺血的症状。

5. 明显的腹胀、恶心、呕吐、呃逆

任阿姨这几天食欲一直都不太好，总觉得肚子胀、想吐，还一直打嗝。因为她以前就有胃炎，所以以为是胃炎犯了，自己吃了些胃药，但效果不太好。这天晚饭后坐在家里看电视，感觉特别恶心，就到厕所里吐了起来。可没过一会儿，任阿姨就在厕所晕倒了。家人赶快拨打120将任阿姨送到医院急诊科，还告诉医生这几天都是肚子胀、胃难受、想吐。急诊科的值班医生非常有经验，也很慎重，建议先做一个心电图看看。结果，心电图结果出来真的是心肌梗死，当天晚上任阿姨就做了冠状动脉支架手术。

上面这些情况都是心肌梗死的早期信号，它们就像街道上的红绿灯一样重要，关系到我们的生命！如果这时患者和家属都引起重视，马上休息，及时送到医院，就能得到及时的治疗，大部分情况都会好转，就像上面例子中的刘爷爷、唐先生和任阿姨一样。如果我们不把这些信号当成回事，稍有好转就放任不管，或者因各种原因拖延就医的时间，就会错失救治的最佳时机，造成不可挽回的后果。所谓"机不可失，失不再来"啊，在心肌梗死的救治上更是如此！

第五节　当真正的心肌梗死来临

大家听说过"胸痛中心"没有？是不是在好多急救中心的大门上看到过"胸痛中心"的大牌子？现在各级医院都在积极地建设胸痛中心，国家也非常鼓励医疗机构建立胸痛中心，因为胸痛中心就是救治以胸痛为主要症状的几种非常严重的急危重症，直白地说就是要命的病！胸痛中心救治的病种中最主要、数量最多的就是心肌梗死，所以心肌梗死最常见的症状是什么？自然就是胸痛。

有人说，我经常胸痛，被娃娃气得胸口痛。还有人说，我也经常胸痛，看到女朋友的信用卡账单，胸口就开始隐隐作痛。我们也承认这两种情况确实很容易让人捶胸顿足。但是，这里讲的胸痛和患者说的胸痛可不一样！

胸痛的定义：

临床上胸痛是位于胸前区的不适感，包括闷痛、针刺痛、烧灼、紧缩、压榨感等，有时可放射至面颊及下颌部、咽颈部、肩部、后背部、上肢或上腹部，表现为酸胀、麻木或沉重感等。

首先，心肌梗死的胸痛是非常剧烈的，会让人痛得全身冒冷汗，持续的时间比较长，不管患者是坐还是躺都不能缓解，甚至含了硝酸甘油（一种扩张血管的药物，心绞痛时有缓解作用）都不行。很多患者在这个时候都有一种濒死感，感觉自己马上就不行了，被一种强烈的死亡恐惧充斥着。我们在急诊抢救室就见过不少患者不停地对医生说："快点救我，快点救我！"

这个时候医生肯定是最想救患者的人，一切措施都在争分夺秒。严重的疼痛会让患者异常烦躁，而烦躁又会增加心脏的负担，加重心肌梗死。所以医生一般会为患者使用强效的止痛剂（比如哌替啶、吗啡）来缓解疼痛，也是让患者能够安静下来配合治疗。但是也有一些老年人和糖尿患者在心肌梗死时疼痛并不明显，这可能与他们的神经系统衰减或病变有关，所以老年人和糖尿病患者的症状观察应该更加谨慎。心肌梗死病理生理过程是心脏血管堵塞以后，会发生心肌缺血、缺氧，会导致心肌细胞坏死，坏死以后会释放炎性物质入血，便可以导致疼痛的发生。还有一部分是由于急性心肌梗死，导致心脏表面有炎性物质渗出，刺激心包，出现心包炎症，继而引起心脏疼痛。

其次，胸痛的部位主要是心前区，就是胸口偏左的位置，但又不仅是心前区。因为心脏位于胸部左侧，所以心肌梗死多数情况下就是胸部偏左侧的位置痛。本身心脏疼痛是一种内脏痛，部位不是很确定，所以也可以表现为喉咙、肚子、牙齿、脑袋都产生痛感，甚至左上肢、左侧小拇指都可能疼得厉害，这些都是放射痛。内脏疼痛传导通路和正常四肢疼痛传导通路不一样，还有极个别人会出现下肢痛。是不是觉得这些部位和心脏八竿子打不着，人体就是这么奇怪，这也是为什么医学仍然还存在无数未知领域的原因。所以，有经验的急诊科医生会将患者当时表现出来的症状和患者以前的病史、家族史、体型、生活习惯等联系起来综合考虑。当医生认为有心肌梗死高危因素的时候，就会让患者做一些检查来排除心肌梗死，这个时候，你千万不要以为医生是在浪费你的时间和金钱，他们可是在保护你的生命，和死神在赛跑。

除了胸痛，心肌梗死还可能有其他表现：

（1）胃肠道症状：肚子胀、肚子疼、恶心、呕吐、呃逆（打嗝）。

这种真的很常见，有些患者一直按胃肠炎、胃病治，啥方法都用了，啥药都吃了，就是不见好。结果诊断出心肌梗死的时候，病情都加重了。

（2）休克表现：虚弱无力、大汗淋漓、四肢冰凉、脸色苍白、嘴唇发紫等。

曾经有个大叔，晨跑的时候突然晕倒了，人是清醒的，问他什么都能回答，但非常虚弱、全身直冒冷汗、脸色苍白，被好心的保安发现了，拨打120送到急诊科，被诊断为心肌梗死。所以大家在锻炼的同时，一定要关注自己的身体情况，量力而行，好多人都是在马拉松赛道上、足球场上、篮球场上就突然离开了人世。

（3）晕厥表现：突然意识不清、摔倒、抽搐、大小便不能控制。

这种表现还真在抢救室见过，那天一个小伙子因为胸闷、气喘到急诊科看病，刚走到收费处就倒下了，全身抽动了几下就喊不答应，一看裤子是湿的，应该就是小便都流出来了。虽然经过急诊医生和护士的奋力抢救，但还是没能挽救他年轻的生命。

（4）意识改变：昏迷、说胡话。

（5）心衰表现：胸部压闷、气短、窒息感、端坐呼吸、大量泡沫样痰。

（6）突然死亡，梗死面积太大，心脏完全失去泵血功能。

心肌梗死，是不是无药可救？

随着生活水平的提高，饮食结构的变化，再加上工作紧张、压力大、熬夜、喝酒等不良习惯,"三高"即高血压、高血脂、高血糖,在人群中的发病比例越来越高,更可怕的是越来越年轻化。不信你可以马上问问身边的朋友和同事,在他们认识的人中总是能找到几个"三高"人士。中国高血压调查(2012—2015 年)发现,中国 ≥ 18 岁居民高血压患病率为 27.9%。青年人群(18~35 岁)高血压患病率为 5.2%,≥ 75 岁居民为 59.8%。整体上,我国 ≥ 18 岁成人患者数达 2.45 亿。据国家心血管病中心统计,中国成人血脂异常总体患病率高达 40.40%。2013 年科学调查表明,中国 18 岁及以上成人中,11.6% 的人有糖尿病,50.1% 为糖尿病前期人群,约有 1.139 亿糖尿病患者及 4.934 亿糖尿病前期人群。这也就是说我国高血糖人群约 6 亿!天哪,太吓人了,居然这么多高危人群!也正是因为有这么多高危人群,所以冠心病和心肌梗死的患者数逐年上升,已经成为引起人类死亡的主要原因。

那么是不是所有"三高"患者最终都会发展成冠心病和心肌梗死呢?是不是所有冠心病和心肌梗死患者都不能拥有较长的寿命和较好的生活质量呢?答案当然是否定的,现代医学发展了上百年,经过了几十代医学专家的共同努力,已经在治疗和抢救冠心病和心肌梗死方面取得了很多的成就。

第六节 心肌梗死的确诊

在进入正式治疗程序前,我们首先要对疾病进行确诊,不能自己觉得是什么病就是什么病。有些老人家就相信"别人"的话,而这个"别人"到底是谁可能连他自己都搞不清楚。但他们就感觉这个"别人"是个非常万能的家伙——"别人说我就是神经痛,没什么大毛病。""别人说我就是心梗,赶快给我开药嘛!"

可是,如果"别人"这么厉害,是不是可以不要医院,我们医生和护士也只能转行了。确定疾病是治疗的第一步,也是关键的一步,再好的药、再好的技术也要用到正确的地方才有效果,千万不要搞成病急乱投医、张冠李戴了!

前面已经说了心肌梗死的主要表现，当我们身边有人出现这些症状的时候，一定要拨打120急救电话，如果是我们独自一人发病也要尽力拨打120。因为只有这样，120指挥调度中心才有能力调派离你最近的救护车来接你，车上有医生、护士、担架员，还有急救仪器、急救药物、氧气等急救设备，相当于把一个小型ICU搬到你身边。

如果你自己去医院，就要考虑有没有人开车，找不找到路，路上会不会堵车，到了找不找得到急诊科等问题，这其中的关键就是患者能否撑那么久。我们有一句话是"时间就是心肌，时间就是生命"，耽误的时间会造成更多心肌的死亡、延误抢救生命的最佳时机。

当然，大家已经从前面的章节里面知道，心肌梗死除了典型的胸痛或者严重的症状外，还可能出现像恶心、呕吐、腹痛、牙痛等不典型的症状，这个时候患者很有可能不会拨打120，而是自己去医院就诊。

不管是救护车出诊还是患者自行到急诊就诊，要确诊心肌梗死一般需要四个步骤：测量生命体征、询问症状和病史、做心电图和抽血化验。

测量生命体征：患者平躺，护士测量体温、心率、血压、呼吸和氧饱和度，医生通过这些数值判断患者现在的基本情况需不需要采取抢救措施。当然如果患者意识已经没有了，立即判断脉搏和呼吸是否还存在，如果不存在就不需要再用仪器测量，而是立即开始心肺复苏。生命体征数据对医生来说非常重要，可以非常直观地反映患者身体内部的情况，比如心跳的快慢和血压可以反映心脏功能和血液循环的情况、呼吸和氧饱和度可以反映肺功能和血液中氧气的情况，这些都是保证我们生命维持的基本功能。但是这些数值的使用也需要综合判断，因为每个患者基础情况不同、每次发病情况不同，千万不能简单地看单一项目数值在不在正常范围内。

询问症状和病史：医生会通过询问患者的症状和病史来初步判断是否有心肌梗死的可能性。问诊在医疗活动中也是非常重要的，医生可没有未卜先知的能力，很多情况还是需要患者和家属提供的，然后再从这些描述中提取有用信息转化为辅助诊断的证据。一般医生会询问本次发病的时间、疼痛的部位和特点、当时在做什么活动（心肌梗死常发生在剧烈活动、情绪激动的时候）、有没有吃什么药、以前得过什么病和做过什么手术（病史）、家里人有什么病（家族史）、月经时间（仅限女性）、饮食作息习惯（喜不喜欢肥肉、烧烤、喝酒、抽烟）、工作类型（是不是压力大、劳动强度大、经常加班熬夜）等。

这种刨根问底的执着堪比侦探破案，抽丝剥茧，直击真相，问题里面就包含了与心肌梗死高度相关的危险因素，相关危险因素越多，这个患者患心肌梗死的可能性就越大。但是，如果患者有类似心肌梗死的相关症状，但没有危险因素，也不能排除心肌梗死的可能，需要进一步检查后再判断。

心电图（ECG）检查：

心电图检查对诊断心肌梗死有非常重大的帮助，是诊断心肌梗死必须做的检查。有人说"就那几根歪歪扭扭的线线，怎么可能看出来心脏的问题！"

可是，我们不得不说心电图就是这么强！我们的心跳是由电活动引发的，并且遵循一定的节奏和规律，而心电图就是利用心电图机从体表记录心脏每一个心动周期所产生的电活动变化形成的图形。所以，那些歪歪扭扭的波形就是证明生命存在的有力证据，谁都不希望它变成"直线"吧。心肌梗死的心电图有其专属特点，因为心肌梗死是因为某些血管堵塞导致的部分心肌细胞缺血缺氧坏死，坏死的心肌细胞不再有电活动，就会在心电图的波形上反映出来。所以，医生可以通过读取心电图来判断患者是否存在心肌梗死，甚至可以确定心肌梗死的部位和面积！

心电图机发明的历史非常曲折，1842年法国科学家马泰乌奇首先发现了心脏的电活动现象，但当时这个发现并没有引起人们的重视。1872年，科学家缪黑德再次记录到心脏跳动的电信号从而引起世界对这个领域的关注。1885年荷兰生理学家威廉·艾因特霍芬首次完成了从体表记录到心电波形的操作，他当时用的是毛细静电计，1910年，他又改进成弦线电流计，由此开创了体表心电图记录的历史。1924年，威廉·艾因特霍芬因此获得诺贝尔医学生物学奖。随后，经过100多年的发展，今日我们使用的心电图机日臻完善。不仅记录清晰、抗干扰能力强，而且便携，并具有自动分析诊断功能（图7-1）。

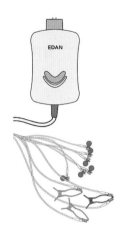

抽血化验：

有些人听到抽血就紧张，看到抽血就害怕，甚至直接吓晕。当然，大部分人抽血还是会担心一下，但最多就是心跳加快一点点。如果没有其他原因，仅仅是因抽血就晕倒了，那么多半是患有爱尔式综合征，俗称晕血症，这种情况是需要尽早医疗干预的。

图7-1　心电图机

言归正传，人体发生心肌梗死的时候，在血液中可以查到一些信号物，这些信号物的出现基本就可以诊断心梗了，最常用的有心肌酶和肌钙蛋白。

酶是正常细胞内的一种特殊蛋白质，比如心肌内有谷草转氨酶（AST）、乳酸脱氢酶（LDH）、肌酸磷酸激酶（CK）等，心肌酶谱就是这些酶的总称。心肌梗死时心肌细胞被破坏，这些酶就会释放进入血液之中，因此能够通过检测血液中的心肌酶来判断心梗。除了心肌酶谱，肌钙蛋白（Tn）和肌红蛋白（Mb）在心肌梗死时也会有明显变化，特别是肌钙蛋白出现的时间早，能够在心梗早期准确诊断。很多胸痛中心已经在救护车上或者急诊科配置了肌钙蛋白的快速检测设备，能够在很短的时间内就得到可靠结果，大大提高了心肌梗死患者的救治效率。

所以，大家就清楚了吧！要诊断心肌梗死，是需要结合患者的症状、病史、心电图检查和血液检查，综合来判断，所以我们从心底希望大家都健健康康，不要被心肌梗死找上门！

怎么拨打救命电话120？

当旁边有一群人的时候，比如家庭聚餐时，应指定一人负责拨打120电话，过多人同时拨打会造成120电话占线，或者重复收到报警。

当旁边仅有一人时，这个还要问！你不打电话哪个打呢？

当仅有自己时，记住"三部曲"：第一步，尽快拨打120，万一等会儿意识不清楚了，就失去了自救的机会。第二步，打开房门，在门口就地休息。第三步，给一个最有可能最快到达的家属打电话。这几个步骤最好不要打颠倒，因为第一步是获取救命的资源，第二步是打开救命的通道，不然等消防员小哥哥们来开门就太晚了，第三步是需要有家属来帮助办理相关手续，但是放在最后是因为就算家属没有及时达到，医院也会尽全力进行抢救的。

电话接通后，应该怎么做呢？要尽量保持镇静，讲话清楚简明，有主有次，千万莫太着急，保证每句话都说重点。

第一，讲清楚患者的姓名、性别、年龄、联系电话、约定一个确切的地点（具体到门牌号、单元、房号，最好有公交车站、大型建筑物等明显标志物）。

第二，患者现在是哪里不舒服，过去得过什么疾病。

我们来看个例子。

我在路边发现了一名20岁左右男性倒在地上起不来，他说胸口痛，有心脏病，我现在的位置处于××市××区××东路120号小区门口，门口有一个××银行。

拨打完120后，在等待过程中我们需要注意以下几点

第一，先观察周围环境，确保你和患者的安全。

第二，通过"120"电话连线，在专业医生的指导下，对患者进行必要的救护，注意认真听，并试着努力做。

第三，观察病员病情是否更严重了，如有异常情况，应再次拨打"120"求助。

第四，尽可能提前做好准备，打开救护车将会驶过的大门，清除现场楼道中的障碍物等，方便救护车或担架快速通过。

第五，必须要确保电话畅通，不要再到处给亲属朋友打电话，避免占线，随时听从医护人员的问路咨询或医疗指导。

那么需要提醒大家的是，如果是急性疼痛和其他症状一定要去急诊就

诊。什么是急性疼痛和症状？就是突然发生的，一般来说是近2~3天内发生的或者几个小时内发生的，或者说症状可能已经持续了一段时间，但突然在近期有明显的加重。相反，有些慢性疾病和症状就建议大家不要来急诊了，因为你们更需要的是门诊专家对疾病原因的全面查找。

这里不得不强调一点，经常有患者跑急诊来说"我头痛一两年了""我马上要坐飞机，挂个号看一下牙齿""我白天上班，晚上才有时间"甚至是"我刚好散步路过你们这儿，来看一下肩膀。"

急诊不是菜市场，真的不能想来就来的，急诊的医护人员和检查设备也是有限的，如果过多的非急诊患者就诊，就会占用真正急诊患者的就诊通道，这个影响可能是很大的！曾经有一个新闻，有一家的老年人突发疾病呼叫了120，救护车到达小区门口却进不来，原因是一辆私家车占了通道还不主动让道，救护车过不去。经过门卫的几番指挥，救护车才勉强通过，但此时已经耽误了近10分钟。结果，救护车接的老年人就是这个占道私家车主的父亲。

不得不说，这真是搬起石头砸自己的脚！所以，不管是在医院还是在马路上，我们作为社会的一员都应该主动维护大家共同的利益，多为别人考虑，也多帮助他人。

第七节　胸痛中心存在的意义

前面我们已经说过，去过急诊的朋友们可能会注意到，好多急诊科的牌子旁边会非常明显地加上几个字"胸痛中心"，医院的各个入口、通道等地方也会比较明显地贴有"胸痛中心"的指示牌。

为什么这个胸痛中心的牌子这么多？就是怕患者找不到——它就是专门给胸痛的患者开辟的一条绿色通道。

胸痛中心是公立综合性医院（俗称大医院）设置的组织，专门为胸痛患者所设，就是为了争分夺秒抢救患者。所以胸痛中心是一个真实存在于医院的组织，但又不像心内科、肝胆科这些独立存在的科室。胸痛中心集合了医院的临床资源、行政资源和社会资源，这些资源借助了多学科的优势，可以进行快速、准确的疾病诊断，并为疾病的治疗提供最宝贵的治疗时机。一个字，就是要"快"！如果患者是因为胸痛到急诊就诊的，那么看病、缴费和做检查都是优先的，目的就是尽快确诊和手术。对于心肌梗死的患者是要求从患者接触医务人员到支架安放到血管内、血管畅通在90分钟以内。胸痛是一种常见的临床疾病，当胸痛出现时，应该采取必要的救治措施，如果延误了救治的时间，患者可能会因此失去宝贵的生命。

胸痛其实不是一个疾病的名字，我们可以说"我得了感冒""我得了高血压"，但是不可能说"我得了胸痛"。胸痛是一种症状，我们会感觉到胸痛，但它的背后可能有很多种原因，有些可能会危及生命！

前面我们对心肌梗死引发的胸痛做了一定的阐述，现在让我们继续对它进行更加细致的探讨。

胸痛简而言之就是胸部的疼痛，但是胸部不仅有心脏，还有其他器官和组织，比如肺、食管、肋骨、肌肉、皮肤、乳腺。心脏的病变也不仅只有心肌梗死，还有可能是其他问题，所以我们也不要一有胸痛就觉得是心脏有了毛病，或者就觉得自己命不久矣。

正因为人体胸部的结构是非常丰富的，所以胸痛的原因也有很多，就让我们一一道来吧。

首先，我们胸部有皮肤、肌肉和骨骼，所以当皮肤、肌肉、骨骼受到创伤或感染时就会感到胸痛，比如皮肤带状疱疹、肋软骨炎、哺乳期乳腺炎等。带状疱疹其实是皮肤被病毒感染，如果长在腰附近就是老百姓经常说的"缠腰龙"，还说长满一圈就会死，不知道有没有这么夸张，但是痛是肯定的。这些疼痛不会非常剧烈，而且一般会有触痛和压痛，就是摸到和按到的时候痛。从时间上来说，一般不是急性发作，而是会持续一段时间。

其次，胸腔的内部有心脏、肺、血管、食管……人体最重要的两个器官——心和肺都在胸部，可见胸部对我们来说真的很重要！那么这些器官有可能发生什么病变引起胸痛呢？心脏可能是急性冠脉综合征、心肌梗死、心包炎、心肌炎等。肺可能是肺栓塞、气胸、肺炎、肺癌等。人体最大的血管主动脉也位于胸腔内，可能发生主动脉夹层，就是主动脉的血管壁撕裂，一旦破裂，出血速度非常快。食管可能发生食管炎，胸膜也可能发生胸膜炎，因为都位于胸部，所以患者也会感觉胸痛。

另外，胸腹部挨得非常近，有些腹部疾病也会引起胸腹部的疼痛，往往难以区分具体位置，患者可能说觉得胸和肚子都有点痛。我们还经常遇到患者说："医生，我周身都痛，我也说不清楚！哎哟喂，快点给我止痛哦！"

遇到这种情况，医生也很想说"我太难了！"不过他们仍然会运用自己的全部专业知识来解决患者的问题。这种情况有可能是胃炎、十二指肠炎、胆囊炎、胰腺炎、肝炎等，往往会伴有消化道的症状。

最后，还有可能是更年期妇女的神经官能症或者过度换气。神经官能症听起来高大上，但治起来却让医生痛苦不堪，因为往往没有器质性病变，没有明确的病因，检查哪里都是好的，但患者就是不明原因地感到不舒服，也可能又不明原因地就好了，大部分还是和心理精神因素有关系。所以这个病可以说来无影去无踪，谁都不服就服你！

过度换气又是什么呢？其实我们好多人都经历过，就是生气吵架的时候一直说，身体里面的二氧化碳都被呼出去了，吵架吵得气接不上来、吵得心口痛、吵得手脚发麻。所以说，人还是最好不要吵架，吵架得一时爽，吃亏的还是自己的身体。

胸痛中心主要针对的是致命性的胸痛，因为这些胸痛太凶险，医生的抢救都是争分夺秒的，那场面绝不逊色于一次惊心动魄的战斗。急性胸痛的患者可以享受急诊绿色通道，具有优先诊疗、检查和交费权。在急诊分诊台、收费室、药房等窗口都会有"胸痛患者优先"的提示，在治疗单、处方签上也会有"胸痛优先"的印章，用来提醒工作人员应该优先处理该患者。

第八节　对付心肌梗死的必杀技

心肌梗死这么凶险，那到底有没有对付它的好办法呢？

心肌梗死："不要妄想了，我的风格就是速战速决，每天都有无数无知的人类倒在我的鬼斧之下！"

医生："不要得意，对付你，我们有必杀技！通—通—通！"

必杀技一：急救术。

如果自己或者家属怀疑是心肌梗死，应该立刻停止一切活动，运动的立刻停止、工作的立刻放下、站着的立刻坐下，就静静地坐着或者躺着，尽量平复心情，不要激动、不要紧张、不要着急！如果家中或者身边备有硝酸甘油可以马上含一到两粒在舌头下面，如果有速效救心丸也可以含，它们都有扩张小血管的作用。家里有老人，建议长期准备一瓶硝酸甘油，价格不贵，但作用很大，但要注意隔一段时间检查一下有效期。

如果我们含服硝酸甘油，胸痛就缓解了，那有可能是心绞痛，虽然没有心肌梗死那么严重，但也应该到医院去检查一下。如果含服硝酸甘油5分钟过后，我们的胸痛还是没有缓解，甚至更加严重，那就马上再含一粒，同时拨打120，等待专业医护人员的到来。这个时候就不建议自行到医院了，因为医护人员在现场就可以马上采取一系列的急救措施，而自行到院可能耽误更多的时间。如果我们选择了自行去医院，应该根据"胸痛绿色通道"的标识，尽快到达急诊科就诊。

必杀技二：化解术——溶栓疗法。

急性心肌梗死的主要原因就是冠状动脉被血栓堵塞，血液走不通了，心肌就缺血缺氧了。所以关键就是要解决堵塞的问题，让血液重新流动起来。血栓其实就是血凝块，如果我们把血液抽出来放在一个容器里，过一会儿就会看到下面形成了凝块样，这就是血栓。没见过人血的，总见过鸡血和鸭血吧，我们平时吃火锅烫的就是它们的血凝块。溶栓疗法就是使用特定的药物将已经形成的血栓溶解，使冠状动脉再通，心肌重新获得血液灌注。这种药物是不是很厉害，有化腐朽为神奇的力量，最常用的就是尿激酶和链激酶。

必杀技三：贯通术——支架植入。

除了溶栓，现在还有一种更加有效、便捷、可靠的治疗方法，就是冠状动脉支架植入术。虽说是一个手术，但它的创口极小，所以又叫微创介入手术，这大大增加了患者的舒适度和接受度。冠状动脉支架手术，是最近20年来开展的改善冠心病引起的心肌供血不足，心脏动脉阻塞的新技术。简单地说，冠状动脉支架手术治疗的过程是穿刺血管（可以选择股动脉或桡动脉，股动脉就在我们的大腿根部，桡动脉位于手腕内侧，就是通常中医号脉的部位），使导管在血管中前行，到达冠状动脉开口处，用特殊的传送系统将支架输送到需要安放的部位（医生会叫它犯罪血管，就是引起心梗的罪魁祸首），放置、撤出导管，结束手术。患者在局部麻醉的情况下接受手术，神志一直是清醒的，医生还会不停地与患者说话，确定患者有没有不舒服，或者与同事交流手术的步骤。患者一般在术后便可下床，术后三天即可出院回家，继续享受美好人生。目前，多数医院均已首选采用桡动脉穿刺，患者可以直接走回病房，大大降低了患者痛苦，缩短了住院时间。

因为支架植入手术是在射线照射下进行的手术，医生可以通过影像系统直接看到狭窄的血管、导管到达犯罪血管、球囊打开以及血管再通的整个过程，所以它的可靠性是优于溶栓疗法的，因此目前对确切心梗的首选治疗就是冠状动脉支架植入术，简称PCI。在胸痛中心的管理规范中，对患者到达急诊到支架准确地植入到犯罪血管的时间是有严格要求的，整个过程都进行了优化、再优化，目的就是尽快让血管再通，减少心肌坏死，拯救患者生命！

必杀技四：再造术——冠脉搭桥。

搭桥，顾名思义就是建一条路跨过障碍，交通上的搭桥一般是跨过江河湖海或者山谷，心脏的搭桥就是跨过被堵塞的血管了。冠心病的冠状动脉狭窄多呈节段性分布，就是只堵塞一段，而不可能是整条血管被堵塞，且主要位于冠状动脉的近中段，远端的血管大多正常。冠状动脉搭桥术就是在冠状动脉狭窄的近端和远端之间建立一条通道，使血液绕过狭窄的部位而到达远端，如一座桥梁使公路跨过山壑江河一样畅通无阻。不过所用的材料不是钢筋水泥，而是患者自己的大隐静脉、乳内动脉、胃网膜右动脉、桡动脉，是将小腿或大腿上的大隐静脉取上，一端与冠状动脉狭窄远端吻合，一端与升主动脉吻合，也可同时在一根静脉上开几个侧孔分别与几支冠状动脉侧侧吻合，这就是所谓的序贯搭桥或蛇形桥。

冠状动脉旁路手术是一项心脏开放性手术，就是要把胸腔打开，医生在直接看到心脏的情况下开展手术，所以手术的创伤是比较大的。手术将会分两部分同时进行，一是心脏本身的手术，二是旁路血管的取材手术。旁路血管将会桥接在冠状动脉阻塞区域的上方，使心肌恢复血液供应。

随着治疗冠心病的方法日益完善，创伤小的支架治疗成为很多心脏病患者的首选。甚至有人声称，"心脏搭桥"手术即将退出历史舞台。其实，搭桥手术的优势是不可替代的。

首先，再狭窄率一直是介入治疗的软肋，在狭窄的冠状动脉处放置普通支架，半年的再狭窄率为30%左右，即使使用药物涂层支架，再狭窄率也在5%左右。而心脏搭桥手术，就不用过多担心再狭窄的问题。

另外，并不是所有冠心病患者都适合做支架治疗，比如血管的分叉处，或者一根血管有两处以上狭窄，或者血管完全闭塞等情况放支架就比较困难，而且风险大。

事实上，对于复杂病变，外科心脏冠状动脉搭桥手术仍是最佳选择。

第九节　心梗之后的有味生活

离不开的小药丸。

心梗溶栓或者手术之后，其实仅完成了心肌梗死治疗的一半，另一半则是长期的药物治疗和心脏康复。俗话说"三分治疗，七分护理"，心梗患者的日常生活照护是非常重要的，其中长期、按时、足量吃药是必不可少的关键环节。生活中我们常听说有些患者觉得吃了好几年的药，身体没出现什么问题，就掉以轻心，少吃药、漏吃药，甚至擅自停药！这种行为是绝不提倡的。没出问题是因为药物发挥了作用，一旦失去了药物的保护作用，心梗有可能立刻就又找上门来。像高血压、高血脂、糖尿病、冠心病这类慢性病都需要终生服药，因为这类疾病的生理基础病变已存在，也是不可逆的。

对于一个心肌梗死的患者，最基础的药物治疗公式是：阿司匹林＋他汀＋普利／沙坦＋洛尔。

心梗患者应该长期服用他汀和阿司匹林。他汀能够降低低密度脂蛋白，从而减少"血管垃圾"；能够升高高密度脂蛋白，从而减少"血管垃圾"；能够抗炎，保护血管内皮，控制动脉粥样硬化；能够稳定斑块，防止斑块破裂，防止血栓形成，最终起到预防再次脑梗死的作用。阿司匹林能抗血小板聚集，目的就是预防血小板聚集后形成血栓，从而达到预防脑梗死的作用。如果不能耐受阿司匹林，可以替换成氯吡格雷等药物。

此外，心梗患者还应长期服用普利或沙坦类降压药，以预防心衰；长期服用洛尔类药物，以预防心律失常、心力衰竭。

心梗患者身边还应该随时备有急救药盒，里面包括硝酸甘油、速效救心丸、丹参滴丸和安定。硝酸甘油是在发作时候取一片含在舌下，可以迅速吸收发挥作用。速效救心丸通常是含服6粒在舌下，丹参滴丸是10粒左右，所以这种急救药物的应用通常都是含服在舌下，因为舌底静脉可以快速地吸收药物直接入血，发挥作用。安定可以帮助改善睡眠，用于在患者焦虑不安、恐惧或者失眠的情况，减少因此带来的病情加重。临床上诊断了冠心病或者心肌梗死就需要备药，准备急救药物主要作用是缓解急性胸痛发作时候的症状。

民以食为天，心梗后的饮食。

总的来说，急性心肌梗死患者的饮食应以少食多餐、营养丰富、易于消化、低脂低盐为原则。

最开始 2~3 天，我们可以吃一些稀软的食物，比如粥、稀饭、玉米糊、鱼汤、蔬菜汤等，但是注意不要吃容易胀气的食物，比如豆制品、牛奶。

之后 1~2 周，我们还是要继续吃一些容易消化的、低胆固醇的食物，比如细面条、蛋糕、面包、稀饭、粥、瘦肉丸子等，当然不能忘记吃点蔬菜和水果，可以帮助排便。

接下来病情没有变化的话，我们就可以逐渐过渡到普通正常的饮食了，但需要一直注意的就是不能太油、不能太肥、不能太辛辣！像烧烤、火锅、麻辣烫、油炸串串，就只能对它们永远说再见了。

心肌梗死患者食谱，见表 7–1。

表 7–1　心肌梗死患者食谱

时期	原则	食物
2~3 天	流质软食	米汤、粥、稀饭、米糊、芝麻糊、玉米糊、蒸蛋、藕粉、鱼汤、骨头汤、圆子汤、蔬菜汤等
1~2 周	易消化软食，低盐低油，低胆固醇	细面条、蛋糕、面包、粥、稀饭、燕麦粥、瘦肉丸子、炒玉米、炒嫩叶蔬菜、蒸南瓜、豆腐、蒸蛋、荷包蛋、馄饨、番茄、新鲜水果等
2 周以后	普食 低盐低油 低胆固醇	米饭、面条、饺子、馄饨、蔬菜汤、蒸茄子、生拌莴笋丝、凉拌黄瓜、木耳肉片、手撕包菜、脱脂牛奶、蔬菜沙拉、炒豆皮、豆腐汤、蘑菇汤、海带汤、清蒸鲈鱼、酸奶、新鲜水果等

心梗之后还可以运动吗？

"老王，你干什么，喊你不要动，干吗不听呢！"

"哎呀！老太婆，我想活动一下，你这也不要我动，那也不要我动，我骨头都要生锈了，人也要闷死啦！"

"你忘了你心脏里面还有两根支架啊！你还想再安几根吗？再安身体受不了的！"

心脏的问题确实不敢放松警惕，但是心梗之后真的不能运动了吗？对于某些热爱运动的人来说确实太难受了，就算不爱运动的人，老是不活动也受不了啊！那我们就一起来看一下心梗之后到底应该怎么运动！

"生命在于运动"这句话其实是适用于人生的每一个阶段！心肌梗死患者长期卧床或者活动太少也会导致全身功能退化，以及心功能的进一步恶化，而运动康复可以纠正机体的退化状态。下面我们具体聊一下各个不同的阶段该怎么运动，才安了支架就想出去跑步肯定是不行的！

住院期间：

心肌梗死发生后 24 小时内是最危险的，我们应该特别保持警惕，尽量创造一个安静、舒适的病房环境，减少不必要的探视，也不要说一些容易引起患者情绪波动的话。患者需要绝对卧床休息，减少搬动。绝对卧床休息的含义就是吃饭、排尿、排便等一切活动都在床上进行，动作要尽量轻柔，目的是减少机体耗氧，让心脏得到充分休息。很多人还是会不习惯，特别是在床上排便，想象一下也是一种绝望的感觉。但人生千百事，醒来一笑空，凡事都是一种体验嘛！但是在床上排尿、排便确实容易出现排便困难和排尿困难。如果病人憋着，或者因为有人在床旁边而克制着排便，就会出现紧张情绪，心跳加快，对病情恢复是很不利的。所以，必须要克服在床上无法排便的心理障碍，患者和家属要共同想办法！一般来说，可以给患者使用便盆和小便壶（男性），这些都是专门为需要在床上排尿、排便的患者专门准备的。患者平躺在床上，自己或在家属帮助下抬起臀部，将便盆放于臀部下面，女性患者排尿、排便都可以用便盆，男性患者排尿用小便壶。如果患者难以解便，要多鼓励，让其放松，还可以按顺时针方向轻揉患者腹部，帮助肠道蠕动，从而加快排便。如果排便特别困难的，就要使用通便神器开塞露、肥皂水、甘油等挤入肛门，但注意动作要轻揉。同时，记得饮食以清淡、易消化为主，还可以吃梨、香蕉等利于排便的食物，也可喝蜂蜜水，对便秘严重的，可以适当用一些缓泻剂。

如果病情稳定没有发生异常情况或者并发症，那么 24 小时之后，患者可以坐在床边，在家属或陪护人员的协助下洗漱、进餐、读书看报等。这个时候你会觉得，能够自由活动是一件多么幸福的事啊！但一切限度要在活动耐力范围内，就是活动后不会上气不接下气的程度，可以试着在床边站立和行走活动。

心肌梗死后第 5~7 天后，根据病情，患者可以在病房内行走，也可以在病房外的走廊散步，碰到病友还可以聊聊天。然后，患者可以尽量在旁人帮助下完成如厕和洗澡，试着上下一层楼梯等，直至在病房中能够自如地完成生活自理活动。

出院后早期：

出院后第 1 个月的活动仍然以室内活动为主，尽量完成生活自理活动。

第 2 个月后活动量可以逐渐增加，比如室外散步、做保健操、打太极拳、快慢走等。无论做什么活动，都必须以不出现心慌、气短、心前区疼痛、憋闷、心率每分钟小于 120 次为原则。最佳方式是快慢结合步行，10~15 分钟 / 次，3~4 次 / 周。特别注意不要在寒冷的冬季外出活动，一是避免受凉感冒，二是避免因低温血管收缩造成再次心梗！

后期恢复期：

一般从出院后 6~12 周开始，持续 3~6 个月。患者可以在医学监护下选择更适合自己身体情况的体育锻炼（二级或三级医院的心脏康复中心会有专业的医生进行评估和指导），继续接受营养、生活方式、控制体重方面的健康教育和咨询。

终身维持期：

学会了正确的锻炼方法及健康的饮食和生活方式后，患者不再需要医学监护，只需终身维持健康状态，按时按量服用药物，并定期到心血管内科门诊随访。

目前医学上主张心肌梗死患者应以有氧运动为主，如慢跑、游泳、快步走、太极拳等。尽量避免无氧运动，如短跑、举重、投掷、跳高、跳远、拔河、俯卧撑、潜水、肌力训练（长时间的肌肉收缩），它们太刺激了，心脏君受不了。

　　如果有专业康复医师制订好运动处方，我们可以按照医师制订的运动处方执行，但是如果运动过程中出现胸闷、气短、头晕或者其他不适感觉，应立即停止，避免过于"坚持"。这个时候"坚持"就不再是一种优秀的品质了，而"放弃"才是更好的选择。

第八章

长在心脏的肌肉也不是坚不可摧

第一节　心肌病的源起

俗话说，人是社会性的动物。既然如此，就难免会有人际交流，人与人的相处中就难免会有矛盾、会有争吵。可是如果你的争吵对象患有某种心肌病，或许他表面上看起来很健壮，争吵才刚刚开了个头，对方就倒地甚至猝死了，而你还一头雾水，在想到底是发生了什么？暂时不去纠结这些，麻烦你赶快进行心肺复苏、呼叫120。至于什么原因，稍后我会给你详细讲解。由此，我们进入心肌病的学习。

心肌病，顾名思义就是发生在心肌上的各种病变，如果心肌出了问题，那心脏收缩的能力肯定也会出问题。导致心肌病的原因很多，这些病因可使心脏的机械活动和电活动出现异常，引起心肌逐渐肥厚、心腔扩张、心脏体积增大，最终出现心力衰竭的各种表现。而心肌病早期，患者往往没有太特异的症状，常规体检也难以发现（大部分常规体检不做心脏超声检查），所以大部分这类患者都是因为发生了心力衰竭症状，甚至是危及生命的心律失常而来医院就诊时才被发现。心肌病分为原发性和继发性两种，原发性的病因至今不明，主要分为原发型心肌病、肥厚型心肌病和限制型心肌病三种。继发性心肌病常见的病因为感染、代谢、缺血等，又称为特异性心肌病。临床上最常见的心肌病为前者的原发型和肥厚型两种。

为了前面场景的答疑，我们先来学习一下肥厚型心肌病这个类型，从名字不难看出，这类心肌病的特征就是心肌肥厚，心脏像一个大胖子，由于心肌壁的增厚，心室腔变得狭小，能容纳的回心血量自然也会减少，而左心室充盈减少，必然导致向主动脉输出的血量减少，最终形成一个恶性循环。就好比我们的水管用久了，会产生很多垃圾或水垢粘在管壁上，中间的通道变窄以后，水流自然就变小了，只不过我们可以通过各种方法疏通堵塞的管道，而变厚的心肌壁却再也不可能恢复到正常。肥厚型心肌病的病因至今尚不明确，但这是一类常染色体显性遗传性疾病，有明确家族史。简单点说就是如果上一辈有此类疾病，那么他的子女中有 50% 发病的可能性。鉴于现在"80 后"、"90 后"人群优生优育的意识大大提高，关于遗传病这点还是很多人比较好奇，这里就顺便讲一下。

常染色体显性遗传疾病一般有以下几点规律：患者的父母中有一方患病，患者和正常人所生的孩子中，患病和不患病的平均数相等；如果父母中有一方患病，而子女未患病时，子孙辈也不会有患病可能；子女中男女患病概率一样，无性别差异。肥厚型心肌病根据左心室流出道有无梗阻又分为梗阻性和非梗阻性两种类型，大部分患者在日常生活中可无明显症状，只是活动时会感到心慌、呼吸困难等不适，梗阻性肥厚型心肌病患者在剧烈运动或情绪激动等情况下，可以出现晕厥，甚至猝死，就如前面提到的吵架的情景，对方如果是位梗阻性肥厚型心肌病患者，那后果的严重程度可能会超乎你的想象。

在急诊门诊，我们经常会遇到这样一类患者，腿肿得像小象腿、一动就喘气，总结起来就一个字：累！既往病史描述不清（看急诊的大部分患者都没有常规体检意识），接诊时我们常规要查体，正常人的心尖搏动位于左侧胸壁锁骨中点连线和第 5 肋交界位置偏内侧（差不多平男性乳头位置），可对于这类人群，我们在查体时会惊讶地发现他们的心尖搏动可能已经跑到胸壁侧面（腋窝中线）去了。如果有条件做一个心脏彩超就不难发现，他们的心脏已经比正常心脏大了许多，超声报告会提示：全心长大，这种情况就不得不考虑另外一类心肌病——扩张型心肌病。

扩张型心肌病是原发性心肌病中最常见的一类，主要特点就是全心变大，导致心肌收缩力严重下降，简称扩心病。扩心病患者的心肌就好比一根橡皮筋，长时间被拉伸，慢慢就失去了回缩力，又因为长期处于一个拉伸状态，最终变成线一样的质感，没有弹性。心脏体积增大了，心肌弹性变差了，临床进展缓慢，最终出现心力衰竭、心律失常、栓塞等表现，其中以心力衰竭为主诉来医院就诊的患者占了绝大多数，部分患者会因为顽固心衰最终死亡。

那么，我们为什么没有单独讲上述心肌病的治疗呢，因为它们的治疗原则都一样，首先肯定是要充分地休息、平稳心态，避免剧烈的运动；其次就是一些药物治疗（具体药物不在此赘述），部分患者可以根据自身情况选择心脏介入手术治疗，如射频消融、安装心脏起搏器等，但这些都是对症的治疗，除非心脏移植，否则很难根治。

最后，最重要的一点我们必须反复强调：心血管内科门诊随访！这一点太重要了，防患于未然，提前进行干预，毕竟经常跑医院比等到出现各种心衰症状、甚至是到了终末期心功能才来就诊要及时得多。

第二节　主动脉夹层危机

有一种疾病，就连急诊科医生都闻之色变，一旦诊断，在医生脑海里只会反复循环"快！重！死亡风险极高"这些字眼。得益于近些年医学科普的普及推广，让不少非学医人士也能认识这个病，并足够重视，疾病的救治率有所提高，但是，仍然改变不了它 48 小时死亡率近 50% 这个事实。说到这里，相信已经有人能够说出它的名字了——主动脉夹层！我们常比喻它是埋在人体里的一颗不定时炸弹，谁也不知道它何时会爆炸，一旦引爆后果不堪设想。为什么我们三番两次提起它，就是因为它实在太重要，需要好好了解一下这个危险角色。

有人体会过撕心裂肺的痛吗？有医生曾经问过一位经历过主动脉夹层破

裂幸存下来的病人，怎样形容这种痛。他淡淡回了一句常在爱情歌曲里面出现的经典句子——"心痛到不能呼吸"。

的确，世上有几种痛会让人刻骨铭心，一种是分娩时的阵痛，一种是半夜发作的肾绞痛，还有就是主动脉夹层的撕裂痛。当然，还有一种特别的痛，叫"分手后的心痛"，不过，这不是我们医生的医治范围。

我们先来认识一下主动脉，首先，它肯定是一根血管，这个不用多说吧，但这不是一根普通的血管，它是我们人体里最粗的一根血管，以它为主管道再分支出许多粗细不同的次级血管到各自供应的组织器官。

之前提到心脏各腔室的时候我们说过，左心室射出的具有强大压力的动脉血就是射入主动脉的，既然主动脉要承受这样巨大的冲击力，它的管壁肯定是非常厚实的。主动脉壁由内、中、外三层膜构成，内膜很薄，很光滑，可以减少快速血流和血管壁之间产生的摩擦力，减少湍流，保证血流通畅。中膜类似一层弹簧膜，有弹性但不太结实。相对里面两层，外膜稍微结实一些。正常情况下，三层膜是紧密贴合在一起的，在一些意外情况下，主动脉壁内膜发生破裂，血流进入中膜层，造成血管壁撕裂，破口处的血管壁类似一个活瓣，血流只进不出，造成两层之间的压力越来越大，从破口开始往远端撕裂，形成夹层（血管假腔），夹层里面储存的血液会对主动脉（真腔）内的血流造成压力，医生和患者共同的噩梦由此开始。造成主动脉夹层最常见的原因是高血压病，尤其在中年男性中高发。这类人群工作压力巨大，身体得不到有效休息，在生活极不规律的情况下，血压会出现骤然升高，这个时候血管壁会遭受到比平时高许多倍的压力，容易造成血管壁破裂形成主动脉夹层。当然动脉夹层不仅只在主动脉可以出现，在肾动脉、肠系膜上动脉这些部位也能见到，但是最凶险最高发的部位还是在主动脉。主动脉夹层撕裂形成假腔，血管壁外面就剩下薄薄的一层外膜，极脆弱。这时，上厕所、打喷嚏、用力抬重物都有可能出问题，一旦这层外膜再破裂，主动脉内压力巨大的动脉血就会如决堤的洪水一样，顷刻间喷涌而出，短短时间内患者的血压就测不到了，患者很快会出现休克、甚至死亡。正因为如此，发生主动脉夹层破裂时往往连给医生手术的机会都没有，让人非常遗憾。

　　主动脉很长，根据夹层撕裂的方向和范围分为 A、B 两种类型，医学上称之为 Stanford 分型，A 型指夹层撕裂的破口接近心脏，也就是和左心室很接近的部位，病变累及主动脉近心端甚至是整个主动脉。这个类型的危重程度不言而喻，猝死发生率极高，最常见致死的三种情况是心包填塞、急性心肌梗死、急性左心衰竭。B 型指夹层撕裂破口的位置远离心脏，累及部分主动脉，相对 A 型死亡风险要小一些。还有一种比较专业的说法，A 型累及升主动脉，B 型累及降主动脉。何谓升，何谓降？我们的主动脉从左心室出来以后会有一段上升段叫升主动脉，差不多从左胸平乳头偏上那个部位到左侧锁骨偏下一点，大概 5 厘米长，然后形成一个弯曲的弓形再下降，这个部位叫主动脉弓，降主动脉又根据经过胸、腹部，分别称为胸主动脉和腹主动脉。主动脉夹层发作时典型的临床症状是突发的、剧烈的、胸骨后撕裂样痛，如果发生夹层破裂，大量动脉血喷涌而出进入胸腔 / 腹腔，短时间内患者出现休克、晕厥，严重者死亡。诊断主动脉夹层最准确也最快速的方法是主动脉 CTA 检查，专业术语叫 CT 血管造影，目前在临床上的血管病变检查中使用广泛，说得通俗一点，就是给血管做一个增强 CT。CTA 对主动脉夹层检查的特异性接近 100%，不仅能分清真假腔（图 8-1），还可以通过重建图像构造出主动脉全程的二维影像。

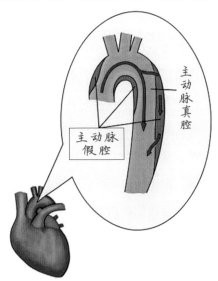

图 8-1　主动脉真假腔

　　抢救主动脉夹层的患者就是急诊室上演的"生死时速"，一旦诊断成立应尽快处置。抢救主动脉夹层患者需要急诊科、心脏外科、介入科、麻醉科、重症医学科多个学科的协作努力，除了强大豪华的阵容外，还非常考验医生的熟练度、洞察力、精准度……主动脉夹层的治疗主要包括保守治疗、介入治疗和外科治疗。保守治疗包括严格且快速控制血压，常联合用药，必要时可以静脉使用硝普钠来达到快速降压的目的，使用镇痛药物对症治疗，疼痛严重时可给予吗啡类药物来镇痛。患者一般情况稳定后，根据主动脉夹层分型来制订进一步治疗方案。B 型主要采用微创腔内治疗，医生会将一根很细且有弹性的探头从大腿根部的股动脉穿刺置入，往心脏方向送探头，直到到达主动脉病变处，然后在这里放置一个支架以支撑有问题的主动脉，从而达到治疗的目的。而对于危险程度更高的 A 型主动脉夹层则采用手术治疗，主动脉置换是主要的手术方式，主动脉置换是心脏外科非常大的一类手术，需要在开胸和体外循环的支持下移除病变血管，使用人工材料制造真腔血流。千万不要以为换血管就如换水管一样简单，总阀门一关，拆除坏掉的管道，安装上新的管道就能搞定，这么高大上的手术，难度绝非你能想象。人体是一个非常复杂的生物体，一旦心搏骤停，数分钟内我们的各个重要组织器官就会相继出现缺血的表现，术中需要使用到体外循环支持等手段来短暂替代心脏的泵血功能，给脏器提供循环血液供应，特别是大脑对缺血缺氧非常敏感，整个手术过程需要充分保障重要脏器的血氧供给，否则手术成功了，病人却醒不过来，这种情况就可惜了。因此，在完成这类手术时，需要一个长期合作且高水平的团队，绝不是从医几年的外科医生就能够触及的。当然，从手术的难度和涉及的器械来看，这种手术的花费肯定也非常巨大，但是，相比生命而言，这又算什么呢？

最后我们再次强调，经过这么艰难的治疗，幸存下来的患者一定也要做好随访和维护工作，珍惜这来之不易的"第二次生命"，具体注意事项如下：

按照专科医生要求，做好术后门诊随访，出院后的第 1 年内每 3 个月、第 2 年内的每 6 个月、第 3 年后每 1 年都要行 CT 检查，这点非常重要。

控制好血压，保持心情舒畅，保证良好的生活习惯。

多食蔬菜、水果和杂粮，低脂饮食。

避免剧烈活动，戒烟戒酒。

第三节　罕见的"蜘蛛人"

傲人的身高、修长的手指，这恐怕是大多数爱美人士的理想。T台上妖娆迷人的猫步、运动场上飒爽的风姿、纤纤玉指下流淌的旋律，这些画面想想就让人沉醉。可是，当一位医生面对这样身高和四肢都异于常人的人时，心中默默思考的是另外一件事，这人会不会有问题啊？这身高、这手指长度，会不会是马方综合征呢（由衷出于职业敏感性）？大家一定还记得当年和"铁榔头"郎平齐名的 31 岁美国著名排球名将海曼猝死在比赛场上，一时间全世界都在为这位天才的陨落而叹息。还有四川男排朱刚、中国男篮运动员韩朋山都是在花样的年纪发生猝死，他们有一个共同的特点，都是运动场上的"大个子"，四肢特别纤长。这就是在心血管外科会遇到的一种罕见的遗传病——马方综合征，这类患者一般都拥有异于常人的身材，身高在 1.8~2.1 米，手指和脚趾会特别细长，就好似蜘蛛的脚一样，因此它还有一个名字叫"巨人杀手"。

1896 年，法国儿科医生安东尼·马凡在诊治一位 5 岁的女孩时发现这个小女孩的胳膊、腿、手指和脚趾呈现一种不成比例的细长，他第一次在病程中记录并描述了该病，但具体对这个病命名是在 1931 年，至此有了一个正式的名字马方综合征。在这里科普一下，大家可能会发现有时候医生会说"某某综合征"，有时候又是"某某症"。"征"和"症"这两者是有差别的，前面代表的是一类症状，会有好几个临床表现，是一个症候群，后者则是具体的一个病。马方综合征是一种常染色体显性遗传的结缔组织系统疾病，意味着家族史非常重要，这种基因大约有一半概率遗传给下一代，基因的缺陷在于纤维素原基因，这种缺陷基因调控纤维组织的合成和代谢，因此可影响全身的结缔组织，造成眼部、心血管和骨骼肌肉病变，同时还可导致肺部、皮肤和中枢神经系统受累。心血管系统病变以主动脉瘤和主动脉夹层常见，是马方综合征患者死亡的主要原因。而眼部病变最常见的是晶状体移位，骨骼肌肉病变则体现在骨骼过度生长，出现典型的高个子、手长、脚长表现。这样的病例只要在从医生涯中遇到过一次，就终生难忘。

十几年前，本书主编之一还是一位住院医师，刚刚步入临床，经验少得可怜，加之急诊科病房收治的病种有点杂，不像专科病房那么明确，所以急诊科医生的思维需要比较宽广，要想得比较多，当然这就需要积累非常丰富的临床经验，自然就要看得多才能达到这种境界。当时，她负责的病床收治了一位特别的患者，14 岁，是一位身高 1.9 米、皮肤很白皙的男孩子，因为下肢水肿、活动后感觉胸闷、气促收治进来。他的手指特别纤细，每次查房时大家都会私下里多瞄几眼，感觉这双手是为钢琴而生。

男孩入院以后初步诊断为心力衰竭，可是这么年轻，怎么可能和这种病扯上关系呢？还记得老主任查房的时候提到了蜘蛛人、马方综合征，那时候的她都没有听过这个名词，特别好奇，出于对自我提升的要求、本着积极向上的态度，当晚回家就查阅了资料，自此这个病就深深刻入了她大脑里专门存储病例那一块。顺着这个思路，为了确认男孩到底是不是这个病，急诊科为男孩安排了心脏彩超、胸部 CT 和 CTA 等检查，果然在他胸腔里面发现了一颗"不定时炸弹"，除了心脏彩超提示有动脉导管未闭而外，CTA 发现了升主动脉夹层。追问病史，这个男孩从小体育成绩不佳，因为一运动就感觉累，所以上体育课经常偷懒，还经常被同学们嘲笑大高个不会打篮球，而且近几年感觉视力也在下降，在班上最后一排完全看不见黑板上的字，可是这种个子坐第一排也不合适。

其实从这些情况来看，他的症状已经比较典型了，可是为什么没有带来医院检查过呢？大家都把目光投向了陪他来看病的爷爷。老爷爷近七十岁，衣着朴素，个子也很高、非常瘦，锁骨清晰可见，脊背微驼，手指也很纤细，但布满了厚厚的老茧。

从爷爷吞吞吐吐的话语中，大家才感受到了人间的真实与残酷，这个男孩的父母常年外出务工，前几年因为一场车祸去世。男孩从两岁开始就是由爷爷奶奶一手带大，因为医疗知识贫乏，加之经济拮据，所以孙子的这些问题也没能被过多关注，更别说带到医院检查了。谈话中，我们还得知了一个非常重要的信息，男孩的父亲也是大高个子、四肢长的体格。虽然那时候没有基因检测的条件，但是从病史和临床表现来看，我们已经基本能够诊断这个男孩得的就是马方综合征了。既然发现了主动脉夹层，前面章节也提到过这个疾病的危重程度，所以下一步就是要和家属谈手术的问题，急诊科主任、心脏外科医生轮番上阵给老爷爷讲解这个疾病的危重程度，可是他迟迟做不了决定。

有一天凌晨，护士查房发现患者病床上已经没了人影，连柜子里的东西都收拾干净了，打电话手机也关机。发生了什么，大家心里都明白，当然按照程序上报了医院相关行政部门，其实大家心里都在默默担心着另外一件事。

事情过去很多年了，这个男孩后面到底发生了什么大家也无从知晓，但是这个病例在大家的职业生涯中也是永远挥之不去的一个遗憾，至今再遇到这样的病例，脑海里总会浮现出当时那个白净的男孩，不知道他还好吗？

让我们从悲伤的思绪中跳出来，来聊一下马方综合征。从医生的角度来看，高个子、不成比例的四肢细长，尤其是手指和脚趾，这类人群就要想到马方综合征的可能。正常情况下，成年人的双臂平举展开左右指端的长度和身高基本一致，但是马方综合征患者的臂展长度会比身高长出一截来，出现双手过膝的表现。他们的胸廓还可以出现鸡胸、漏斗胸，脊柱侧弯比较常见。所以，虽然高、瘦，但是与模特的身材还是有很大区别的。再把心脏和眼睛的检查完善一下，如果发现有升主动脉瘤、主动脉夹层、瓣膜病变、眼睛高度近视、晶状体异位等问题，基本就要考虑临床诊断了。那么，既然马方综合征是一种遗传病，到底是怎样的一个遗传编码导致基因突变的呢？在这里简单聊一下，但凡涉及基因的知识，染色体、编码，这些名词太专业了。据科学家研究发现，导致马方综合征的问题基因叫 FBN-1，这个家伙发生突变时，会导致患者弹性纤维蛋白的数量较正常人减少，弹性纤维蛋白在骨骼生长的过程中就好比一个约束带，防止骨无限制地生长，如果弹性纤维蛋白数量减少，就意味着骨可以放肆地生长了。因此，马方综合征患者的四肢往往特别地长，个头也一个个长得跟巨人一样。然而，骨头是长了，我们身体里面其他需要弹性纤维蛋白来维持足够拉力的器官可就遭殃了，比如心脏的瓣膜和大血管，就会因为缺乏弹性纤维蛋白从而造成功能缺陷，因此马方综合征的患者还常合并心脏结构性疾病和主动脉夹层、动脉瘤等病变，马方综合征患者也往往在年轻的时候就因为心脏和大血管的病变被夺去生命，因此预防它的发生比治疗更有意义。而它既然是遗传病，那么婚前遗传学检查、产前基因检查都是非常有必要的，这样才能最大程度地避免下一代遗传马方综合征和基因变异的发生。

第四节　最熟悉的陌生人——高血压

"高血压"这个病，在这个时代估计没有人不知道，在老年人群中更是一个常见得不能再常见的疾病，看看身边的老一辈，家里药柜里放的药都少不了降压药。

不过，我们先问一个比较生僻的知识——你知道人类第一次测量血压是什么时候吗？

这个问题说难不难，但如果你不知道，肯定会非常吃惊于答案——人类把这个第一次奉献给了马。

1733 年，英国一位牧师使用尾端接有金属管、长约 270 厘米的玻璃管从马的颈动脉插进去测量血液进入管内的高度，发现这个高度会随着马的心跳而升高或下降，270 厘米就成了人类第一次接触到血压这个概念的高度。很长一段时间里，由于受制于当时的医疗水平，医生认为高血压无需治疗，对人体并没有伤害，还错误地认为这是机体的一种代偿机制，直到 1945 年罗斯福总统死于高血压脑出血，才引起大家对该病的足够认识，而据历史资料记载，当时罗斯福的血压竟高达 300/190 mmHg（真是一个高出了天际的数值，直到现在我们都还在深深怀疑这个数值，他们是怎么测量出来的呢？难度很大啊）。1977 年美国颁布了世界上第一个高血压指南，至此为人类开始正式探索高血压的发病机制和治疗拉开了序幕。

高血压和心脑血管、肾等器官的疾病息息相关，与糖尿病号称目前两大著名慢性病，也是社区医生关注度较高的病种。其实这么一个大家都耳熟能详的疾病放在这里再次科普大可不必，但在平时总能收到不少熟人关于这个病的各种咨询问题，比如"低压超标算不算高血压？""降压药吃一种还是两种？哪种降压最好？""高血压可以食疗或者吃中药吗？"

我们突然发现，虽然日常很熟悉的东西，但是大众对专业知识的认知度还是缺乏的，甚至连身边的至亲都认为高血压没什么大不了，喝点什么降压茶就可以了，因此常因为此事发生小小的"家庭战争"，那种窝火简直让人崩溃，晓之以理、动之以情都不行，最好的办法就是找一位心血管专业的同事来讲解。

这样一来，家人一下就听话了，乖乖监测血压、按时服用降压药，这就是典型的"知其然，不知其所以然"。我们常告诫患者，不要以为血压、血糖就是仪器上的数字，高点低点无所谓，可是这些数字背后隐藏的并发症，悄无声息地就可以导致严重后果，甚至导致残疾、危及生命。

因此，高血压虽是老朋友，我们还是邀约促膝长谈一次，再与大家一起，深入认识，避免入坑！

第一坑，只要高压（专业名称叫收缩压）低于 140 mmHg 就可以排除高血压了。

大家都知道的一个事实是血压超过 140 mmHg 要考虑高血压，可是高血压的定义就这么简单吗？大错特错！书本上对高血压的定义为：在未使用降压药的情况下，非同日三次测量上肢血压，收缩压大于等于 140 mmHg 和（或）舒张压大于等于 90 mmHg 考虑高血压。这个定义里面包含了几个意思：第一点，首先科普一下血压的构成，通常血压有两个测量值，大家俗称的高压在医学上称为收缩压，它是指在心脏收缩时由左心室射出的高压血流对血管壁造成的压力，正常人在休息状态下收缩压的正常值在 90~140 mmHg。低压在医学上称为舒张压，是指心脏舒张时血流对血管壁产生的压力，正常值在 90 mmHg 以下。

第二点，定义里提到"未使用降压药的情况下"血压超标。身边经常会碰到一些人问这样一个问题，"我吃降压药现在血压已经完全正常了，是不是可以不吃了？"

这问题本身不就是一个悖论吗？你的血压正常是因为服用了降压药，你现在正常的血压是靠降压药维持的，不是血压自己就正常了。因此，要诊断高血压，我们通常会让病人在不服用任何有降压作用药物的情况下去测定，而且是"非同日 3 次"。当然，我们也可以通过完善动态血压检查，监测 24 小时血压情况来判断。所以，当你在服用降压药的时候测量血压正常只是代表你目前使用的降压药很不错，可以继续这个方案控制血压，而不是可以停药的信号。请记住，高血压一旦诊断就需要终身治疗、门诊随访、动态监测，根据血压水平调整治疗方案，是不存在治愈这一说的。第三点，在高血压定义里面清楚描述了舒张压大于等于 90 mmHg 也叫高血压，因此那些高压正常而低压超过 90 mmHg 的朋友们记住了，这种情况也要考虑高血压。

第二坑，高血压也没什么可怕的，就是血压太高会引起脑血管破裂，只要不到 180、200 mmHg 应该没什么问题。

持这个观点的绝不是少部分人，经常有朋友在体检时发现血压升高后会来我这儿打听一下——"我的高压 160 mmHg，但是没什么不舒服，是不是就不用管它了，反正这个值也不会导致脑出血。"每逢此时，我们都会很认真地回答对方："不行哦，监测一下血压，最好再做一个 24 小时动态监测，如果确诊高血压必须及时治疗。"为什么这样说呢？高血压对于一位专科医生来说，血压值只是最基础的指标，医生更关注的是血压升高导致各个脏器出现的并发症，这些是肉眼看不到、摸不着的部分。

高血压对人体各个器官的血管壁都会造成伤害，其中最常见的为心脏血管、脑血管和肾血管，因此，也被称为"沉默的杀手"（在心脑血管这个江湖中，不得不感叹"杀手"太多了）。前面章节讲到过，左心室收缩时将血液射进血管壁厚实的主动脉，如果血压升高，会导致左心室射血时阻力增大，为了顺利将血液泵出，左心室只有将自己练得更加强壮，增加射血的力量，日积月累的训练就会导致左心室心肌纤维变得粗壮有力，左心室开始长胖长壮，时间再长一点，肥厚的心肌都不足以把血液射出，左心室开始出现体积扩大，就如一根橡皮筋，长时间拉扯变长以后再松手，橡皮筋的长度就再也回不去了，这时候你再拉拉试一下，会发现橡皮筋的弹性变差了。心肌一样如此，左心室扩大后会导致心肌的收缩力减弱，逐渐出现心力衰竭的表现，临床上称为"高血压性心脏病"，严重者会猝死。高血压对脑血管造成的损害是大家最为熟悉的，大家茶余饭后在院子里散步，会听到聚在一起的老人又在讨论，谁家的大爷或大婶在麻将桌上胡了一把大牌，一激动大喊一声，然后就倒在地上再也没起来，这样的情景相信有人不会陌生。我们在急诊抢救室甚至会碰到由120送过来的病人，都在病床上抢救了，嘴里还在喊着："清一色，胡了……"让人哭笑不得。这类人群一追问病史，绝大多数都有高血压的基础病史。血压在激动、劳累等情况下骤然升高会导致脑血管意外的发生，俗称"中风"。中风造成的后果不用多说了吧，致残率和致死率都很高，严重影响生活质量。

接下来，我再来说说肾这个经常"躺枪"的器官，它基本上就是临床上什么情况下谈并发症都躲不掉的命运。长期升高的血压会导致肾动脉壁发生硬化，血管弹性下降，逐步发展成肾萎缩、肾衰竭。高血压和肾病的关系很微妙，二者在医生判断谁为因谁为果的时候一直是个棘手的问题，就如区分是鸡生蛋还是蛋生鸡一个道理。医学上，高血压可导致高血压肾病，慢性肾病反过来也可导致肾性高血压！但是不管怎样，我们只需要记住高血压对肾不友好。说到这里，大家应该也能理解为什么去挂号看个高血压，医生还要让做一堆检查的原因了吧，那是为了排查高血压的并发症有没有发生。

所以，既然讲到了高血压有这么多并发症，开头说的血压偏高就不用管这种说法就无道理可言了，高血压一旦诊断就需要在心血管专科门诊做随访，按照医生的要求正规治疗。绝大多数高血压患者需要长期，甚至是终身服用降压药。还有一点需要说明，血压是会受环境、心情、其他疾病等因素影响的，换句话说就是血压值是会波动的，高血压的治疗方案不会永远保持不变，如果血压出现较大的波动，一定要到医院就诊，在医生的指导下调整治疗方案。高血压的随访周期一般分为血压未达标者和血压达标者，前者每2~4周随访1次，后者每3个月随访1次。

第三坑，降压降到140/90 mmHg以内就可以了，降压药一种不行就多吃几种，三下五除二快速把血压降下来。

医学上的任何治疗都是有理有据的，所以降压也绝不是凭感觉你说大概降到多少就降到多少。临床上降压是有目标值的，而且力求要长期达标，才能长期获益。因此，面对不同的高血压人群制订了不同的降压目标，对于一般的高血压患者和合并脑卒中的患者降压目标就是血压小于140/90 mmHg；高血压伴有慢性肾病的患者降压目标要求血压小于130/80 mmHg；高血压伴有糖尿病（这是引起心肌梗死发生高危因素中的高危因素）要求降压目标血压小于130/80 mmHg；高血压合并冠心病时降压目标血压小于130/80 mmHg；高血压合并心力衰竭时降压目标也是血压小于130/80 mmHg；如果是年龄大于65岁的老年高血压患者，只要求收缩压控制在150 mmHg以内就算达标了。初诊高血压的患者应尽早给予降压药物治疗，尽早使血压达标，并坚持长期达标。评估降压治疗是否达标的时限一般是治疗2~4周，如果血压达标则继续使用这套降压方案，如果未达标则需要及时调整治疗方案。当然，如果患者实在不愿意立即使用降压药，想再观察一下也不是不可以，但这是有要求的：高压小于160 mmHg且舒张压小于100 mmHg且无冠心病、糖尿病、肾疾病、心力衰竭的这部分高血压患者可以根据病情暂缓给药，采用生活干预的方式观察最多3个月，如果血压控制不达标应启动药物降压治疗。

"降压药一种不行就吃两种。"这句话初听起来也是那么回事，可是如果你花时间去深入学习一下关于降压药的知识，就不会这样认为了。经过几个世纪的研究，发现高血压的发病机制有数种，因此针对每一种发病机制会选择不同类型的降压药，每类降压药也都具有各自的药理作用机制和用药注意事项，医生在给患者开具降压药处方时会根据患者的血压情况和是否有并发症、合并症、药物耐受性等因素来制订最佳方案，所以不能简单地认为血压越高吃的降压药就应该越多。临床上常用的降压药有五大类，分别是钙离子拮抗剂（代表药物为××地平）、血管紧张素Ⅱ受体拮抗剂（代表药物为××沙坦）、血管紧张素转化酶抑制剂（代表药物为××普利）、利尿剂（呋塞米等）、β受体阻滞剂（代表药物为××洛尔）。选择使用理想的降压药需要遵循一定的原则。第一，这种降压药应该降压效果良好，可以长期保证血压达标。第二，药物要安全，长期服用的情况下不产生肝肾损害。第三，这种降压药最好要兼顾心脑肾的保护作用。第四，要方便使用、患者依从性好。医生在处方降压药时除了依据上述四点外，还会优先选用长效制剂，尽量一天只需服用一次（依从性好），有约70%的高血压患者需要联合两种或两种以上的作用机制不同的降压药治疗才能降压达标，最常见的组合是钙离子拮抗剂联合血管紧张素Ⅱ受体拮抗剂或血管紧张素转化酶抑制剂。什么情况下要使用联合用药呢？第一种情况是如果单药治疗2~4周降压仍不达标，第二种情况是一开始治疗就要联合用药，见于根据高血压分级标准诊断为2级及以上的高血压（收缩压大于等于160 mmHg，舒张压大于等于100 mmHg）；高于目标值20/10 mmHg；伴有多种危险因素、靶器官损害的高危人群。降压治疗过程中切忌降压过急过快，不要看着血压升到180 mmHg就赶快塞几种降压药入口，甚至经常在门诊有患者抱怨医生治疗效果不好，吃了几天药血压都降不下来，要求医生加药或是频繁更换降压药。凡事都要有度，血压达标需要平稳达标，千万不要让血压像坐过山车一样忽高忽低，血压下降太快会导致大动脉的缺血、缺氧或再灌注损伤，甚至诱发心、脑、肾的缺血性病变。

在这里再说明一个问题，高血压的治疗需要兼顾药物治疗和非药物治疗两方面，非药物治疗无非就是指健康的生活方式，高血压患者和家属都知道饮食要限盐、戒烟戒酒、运动减肥、规律作息几大原则，可是大部分人并不知道限盐该怎样限。

我国规定成人每天盐摄入量应小于 6 克，可以通过三个方面来控制盐的摄入：第一，减少"烹调盐"，炒菜少放盐，使用盐勺来控制用盐量，使用低钠盐；第二，警惕"隐形盐"，我们日常生活中很多食物其实都含盐，比如调味品、腌制品、方便食品和零食等，计算每日 6 克盐的时候不要漏掉这部分盐；第三，少吃"外来盐"，现在大家每天的工作都安排得满满的，下班回家很多年轻人就懒于自己洗菜煮饭，感觉叫外卖可方便了，甚至连碗都不用洗，可是外卖食品大部分都存在盐超标的问题。另外，大家比较关心的问题还有高血压患者什么可以吃、什么不能吃。高血压患者膳食原则是清淡、低脂、低盐、低糖，富含维生素、纤维素、钙、钾。推荐食物有新鲜蔬菜、水果，炒菜用植物油，平时可多进食燕麦、薯类等杂粮代替米饭，鸡蛋、鱼类、瘦肉等均可食用。不推荐的食物为高钠食物，如火锅、榨菜、腌制食品、烟熏食品。高脂、高胆固醇食物，如动物内脏、肥肉、油炸食品要少吃或不吃，浓茶、咖啡和辛辣刺激的食物也不宜多吃。最后，要提醒一下高血压患者注意远离两个"麻烦精"，一个是切忌过度用力，比如搬运重物、剧烈运动；一个是温度变化，急剧的温度变化对血管是一个巨大挑战，因此，在炎热夏天要避免在空调房，尤其是温度调得很低的空调房里久待。当今社会，大家对健康的认知度在不断提高，因此进行体育锻炼的人也越来越多，运动是好事，但是对于高血压人群来说运动一定要注意几点：第一，适度运动，最佳方式以散步为主；第二，晨练不一定好，大多数心脑血管事件都发生在清晨，城市里清晨和傍晚的空气质量对人都不太友好，高血压患者晨练前一定要记得服用降压药！运动的最佳时间是下午 4 点左右。

第四坑，高血压是老年病，年轻人没这个烦恼。

这个观点是大多数人甚至一些踏入医疗这个行业不久的人都拥有的观点：高血压、糖尿病这些都是老年人才会得的病，年轻人压根不用担心。但事实并非如此！我们先看看老年和中青年的年龄界限吧。

2010 版《中国高血压防治指南》里面将 65 岁作为区分点，小于 65 岁的统称中青年，大于等于 65 岁的才称为老年。有研究发现，近年来我国的高血压人群中，中青年已经占到 1/3，原因是不健康的饮食、不规律的作息和巨大的精神压力。我们在急诊遇到越来越多 40 岁出头发生急性心肌梗死、脑血管意外的患者，尤其以男性患者居多。这类人群的高血压具有几个特点，第一，大多为无症状和临界高血压，多在体检发现。第二，多数不愿意面对现实，认为这个年纪不可能得高血压，依从性很差，工作和生活压力大，不良生活习惯难以纠正，导致降压效果差。第三，常合并代谢异常，比如肥胖、糖尿病、高脂血症等。关于高血压的患病年龄还有一个知识点需要在这里简单提一下。高血压根据发病机制分为原发性和继发性两种，平时大家说得较多的是原发性高血压，发病原因不明确，多与基因相关，就是所谓的可以遗传发病，病因不可逆。另一类继发性高血压是指继发于其他疾病导致的血压升高，部分病因可逆，祛除病因后高血压可以得到根治，继发性高血压一般多见于中青年人。有一个典型的例子：我们一位同事，叫她老王吧。她历年体检时一直发现血压偏高，但是没什么临床症状也就没放太多心思在上面。后来她怀孕做产检，产科医生发现血压控制不理想，尿检查也有蛋白尿，于是，对她的血压进行了严密监测，吃了降压药后血压控制得还算理想，但孕晚期开始出现下肢水肿，足背肿得像两个小馒头，血压也常升到 180 mmHg 往上。

为了避免发生严重并发症，入院治疗，当时产科组织全科讨论，超过一半的医生都建议她终止妊娠。老王舍不得，咬咬牙，硬是靠着打点滴在医院配合治疗顺利生下了一个大胖小子。因为她有高血压家族史，所以我们都考虑她是原发性高血压，提醒她天天按时服药。就这样安全又过了几年，老王的娃都上幼儿园了，突然有一天，同事看见她眼眶红红的，一问才知道她因为胃疼，去做超声时超声科医生顺便在肾那里扫了一圈，结果发现肾实质密度不对，当时第一个反应就是老王出现高血压并发肾损伤了，很担心她的肾功能出问题。老王抽泣着说："都说上帝在给人关上一扇门的同时会在另一个地方给他开一扇窗，为什么把我的门和窗都关了"。

为了进一步搞清楚肾的情况，她去做了一个肾血管超声和肾 CT 检查，结果发生了戏剧性的一幕，居然 CT 发现肾上一个结节改变，作为业内人士，我们都毫不犹豫地想到了：嗜铬细胞瘤。完善一系列确诊检查后在泌尿外科做了手术，自此，终结了多年困扰老王的高血压。再也不用考虑吃不吃降压药的问题了，突然上帝就把她的门和窗都打开了。这是一个典型的继发性高血压的病例，就连专业人士也犯了先入为主的错误，直接就判定她是原发性高血压而玩了几次心跳事件。

通过老王的案例，现在我们全科室的医生但凡遇到发病年纪较轻的高血压患者，都会建议患者把继发性高血压的检查做了，因为最重要的原因就是：继发性高血压一旦找到病因是可以治愈的！可以从此告别高血压的困扰！

高血压这个"最熟悉的陌生人"我们一直都是报以对待老友的态度，见面次数太多了，特别优待。虽然本书的重点是心肺复苏、猝死，但是导致猝死的心肌梗死、脑血管意外、主动脉夹层这些疾病都和高血压密切相关，因此我们需要在这里画上浓墨重彩的一笔。

第五节　空心菜好吃，"空心病"得治

这部分内容其实和心搏骤停没多大关系，但是急诊室经常会碰到一类患者，他们来就诊的时候病情看起来都很急、很严重，主诉胸痛、胸闷，大口喘气，结果做了一圈检查下来发现一切正常，排除了心脏病，排除了神经系统疾病，排除了呼吸道疾病等，吸氧留院观察一下什么药也不用就可以恢复。这类人群还有一个特点，就是类似症状会反复发作，跑医院的频率较高，女性多见。我们给这类情况起了一个通俗易懂的名字——"空心病"。

还真别说，在这样一个工作、生活节奏都加速的年代，这类患者的数量与日俱增，已经成为一个比较严重的社会问题。最近，网络上的"二舅"的人生很多人在探讨，他的人生是特例也具共性，在这个人人都需要努力的时代，我们半开玩笑称其为"45°人生"，想躺躺不平，想立立不直，永远在

45°位置纠结。

关于这个和本书没有多大关系但又可以说关系匪浅的话题，主编之一有个故事能窥见一斑，她是这样叙述的：

有一天，我突然想起，那本尘封在书柜某个角落的《活着》还没打开看过。很多读者喜欢余华的作品是有道理的，书的字里行间透露着人间的真实，读完以后总觉得在心底深处某个柔软的地方被一剑刺穿。在书末自序中有一段作者的话让人特别记忆深刻，他写道："我相信，《活着》还讲述了眼泪的宽广和丰富，讲述了绝望的不存在，讲述了人是为了活着本身而活着，而不是为了活着之外的任何事物而活着。"

看清现实太不容易了，出于逃避也好、自责也罢，总有人绕不出自己给自己设的套，因此，"心病"也理所当然成为了当下社会的特有产物。

朋友圈最近流行一个很有意思的名词——"空心病"，出于好奇并报以学习的态度，我们也研究了一下这个病。第一次听到这个名字，我们立刻想到了一种菜——"空心菜"。

这种蔬菜可以说深受中国人民的喜爱，每到夏季必然成为菜桌上的经典菜肴，在西南部，人们喜欢称其为"藤藤菜"，炝炒、蒜蓉、串串、火锅……变换各种花样，百吃不腻，此菜学名叫"蕹（wèng）菜"，番薯属植物。以前这个菜其实是当饲料来使用的，现在却成了全国人民饭桌上的一道家常菜，上桌率极高。

菜有空心菜，那么这个空心病呢？其实所谓"空心"并不是真正没有心，而是一种很抽象的精神层面的疾病，不知道你有没有下面一些相似的想法或困境："每天没精神，不知道生活的意义何在？""我这么努力学习、努力工作，到底是为了什么呢？""看电影、旅游、吃大餐，好像都没什么心思，没有想法。""升个职称太难了，要不干脆躺平混到退休吧……"

这样的情绪之下，一种迷茫感顿时弥漫开来，这种情况在当下并不少见，甚至重灾区就在年轻人群中。如果连最有朝气的一代都这样，真是一件很恐怖的事情，所以对于这种情况我们必须重视起来。在写这部分内容之前我是不知道这个病的，直到有一天十四岁读初二的女儿一个不经意间的回答警醒了我——在暑假这个美好的时间段我盛情邀请她到山里看萤火虫、避暑、玩水，想想我们小时候就是这样，一堆娃娃爬山、上树，捣着蛋就长大了，每次要去春游或秋游的头几天甚至能兴奋得失眠。所以当我特别激动地提出这个邀请时，以为她也会像我儿时一样。谁知她轻轻飘出几个字回复我："不想去，没意思，还不如在家吹空调。"

我的热情瞬间被冷水浇灭，想想这娃最近好像特别喜欢宅在家里，但是怎么看她也不像有抑郁表现啊。焦虑催促我打开电脑学习了一下，搜索中"空心病"这三个字进入了我的视线。当然，在专科同事的帮助下，小女排除了这种情况，但在学习过程中我发现这种病并不罕见，很多关于症状的描述都能对上号，这里顺便来聊聊。

关于"空心病"的症状，"没意思""没兴趣""无聊"这些词汇是经常被挂在嘴边的口头禅，不知在什么时候，你会突然发现自己对任何事情都提不起兴趣，看电影、旅游、和朋友喝杯咖啡……这一系列在早些年纪特别向往的事情突然间都变得索然无味，幸福感、愉悦感缺失，人生变得没有目标，每天得过且过，想运动健身去，心底却有一万个理由在说服自己放弃。我列举出来的种种症状是不是让你觉得很真实，其中的一条或者几条是不是和现在的你不谋而合？这些症状很容易让人联想到另外一种疾病——抑郁症，长期位居心身疾病榜首。"空心病"有不少表现和抑郁症类似，比如兴趣减退、自我评价降低，缺少幸福感、成就感，甚至会出现自伤、自杀的想法及行为，但两者又有一些区别，比如"空心病"使用传统的抗抑郁药物治疗、心理治疗和物理治疗的效果都不太理想，专科医生认为抑郁症患者病因中大多有一些基础的社会问题存在，比如家庭父母关系破裂、同学关系不好，比如学习、工作压力巨大，又或者是有感情挫败等因素存在，而"空心病"患者多发于学生群体，尤其是大学生，这类人群家庭条件优渥，与同学、父母、朋友关系良好，且多是他人口中的"好孩子、好学生"，但是他（她）仍然感到空虚和孤独，价值观变形，是"心灵世界的崩塌"。

目前"空心病"只是一个概念，缺乏临床诊断的一二三标准，但是专业学者已经关注到了这样一个现象。"空心病"喜欢光顾那些太过一帆风顺的人，可能是这部分人从小在温室中被呵护着长大，遭遇的挫折较少，步入社会后面对困难和挫折的心理承受力较差的缘故，因此各大教育博主的话题中，我们都会听到"挫折教育"这个词。在急诊病房我们经常会接触到一些初高中的孩子，因为各种原因导致自伤行为，服药、跳楼、烧炭等，身体疾患我们可以竭尽全力去医治，可是心理遗留的问题我们急诊科医生很是头疼，常会试着走近他们，去感知他们的世界。在和这部分孩子家长的交谈中我们发现一个很有意思的共性，这些孩子大部分就是所谓的"别人家的孩子"，学习成绩不是第一就是第二，班级的佼佼者、家长的骄傲、老师的爱徒，可是往往在这样的环境中待久了，很多孩子就迷失了自我，似乎找不到奋斗的目标，每天耳边听到的都是赞美的话语，一旦出现一点打击，比如一次考试成绩不满意，或者一点不如意就很容易走向极端。

本来，大多数人都以为这种情况都起源于抑郁症、焦虑症，可就是有部分患者做抑郁量表的时候得分却诊断不了抑郁症，顶多下个"焦虑状态"的诊断，现在看来，"空心病"就能很好地解释这部分病例了。为什么说"空心病"也是一种当今社会的产物呢，在当今这个时代，"80后"父母开始占据主流，他们对下一代的教育理念和"60后"、"70后"有很大的差别，不再仅限于吃饱穿暖，而是更加注重孩子的综合发展，教育的视野更加开阔，接受的新理念也更多，因此对孩子的衣食住行可以说是倾尽全力。当下不是流行一句话吗——"要把培养孩子作为毕生奋斗的事业"。

"80后"父母对孩子的关注度甚至超过工作和生活，会给孩子提前规划好成长的每一步，学什么特长、以后大学学什么专业、出不出国留学……几乎很难再有采用"放养"模式的。心理学这门课程中曾提到过马斯洛需求的最高层次即是尊重和自我实现，而这种"过多的关注"必然也会带来另外一种结果，孩子从懂事开始就习惯了学什么、玩什么都不用操心，有爸爸妈妈安排好了。当然，这部分孩子自己学习能力也不错，可以把家长安排的学得很好，可是这部分内容里面被弱化掉了一个很重要的因素：是否问孩子愿不愿意或者喜不喜欢，他们只是习惯了被动接受，并乐于如此，过着按部就班的生活，渐渐失去了生活的目标、缺乏创造力、缺乏追求，最终出现认知和行为上的消极、被动，缺乏内驱力，认为生活中万事万物没意思、无聊。

在这里，我也深深反思自己，女儿幼儿园开始学习了画画、滑冰、游泳、奥数、机器人、跳舞、击剑、管乐……似乎有点多，不过好在这里面大部分内容都是和她商量以后才决定学习的，当然，结果有成功，也有失败。好在我和她父亲都是内心比较强大的人，始终认为这些都是给生活增色添彩的，并没有对结果做太多要求。小朋友倒是学得挺愉快，也取得了不少好成绩，我们心里这才暗自庆幸。

现在看女儿这样，学医人的通病总是喜欢对号入座，生怕各种疾病找上门来，回头看看女儿正和同学吃火锅吃得开心呢（邀约同学家庭聚会），而筷子夹起来的正好就是空心菜。

至于"空心病"怎么治疗，我想预防比治疗更重要，毕竟前面提到过"空心病"的药物治疗效果并不理想。"空心病"防治的核心可以归纳为——重新成长一次，即重新构建一个崭新的价值观体系，树立正确的人生观。这需要从以下几个方面来行动。第一，让自己充实起来。人一旦闲下来就喜欢胡思乱想，所以工作和学习之余不妨给自己安排一些丰富多彩的活动，邀约三五好友户外活动露营，读一本"心灵鸡汤"，看一场电影，来顿大餐犒劳一下自己……或者穿上运动装来一场酣畅淋漓的运动：跑步、瑜伽、搏击操、撸铁，运动可以增加人体多巴胺的释放，给人愉悦的感受，给自己定一个运动小目标，然后努力去实现它。第二，合理安排时间，提升自我价值。如果你的闲暇时间比较多，不如学习一些新的技能，从学业上去提升自我，俗话说得好："技多不压身"，说不定你会发现在另一个天地有一个精彩的人生呢。第三，对于孩子来说，家长在给孩子选择兴趣课的时候最佳做法是和孩子商量着来，平时生活中让孩子积极参与到家庭琐事中，多听听孩子的意见，实行家庭民主，让孩子充分感受到作为家庭一员的责任和义务，体验生活的细节。第四，加强沟通，在工作和学习中主动发表自己的想法而不是隐藏起来，不做"隐形人"，很多事情只有自己参与其中才能感受艰辛过程带来的历练、享受成功的美好，不劳而获的果实终究味道要差一些。关于成长，什么时候都不晚！最后还是那句老话，如果以上效果不好或是症状严重，请及时到医院就医，寻求更专业的帮助。

第六节　心心念念，此生难分难舍，永远"药"在一起

这节的标题好似凄美的爱情故事，一生相守，然而在这个故事里的主角却是心脏病和药，因为心脏疾病大多都是慢性病，需要终身服药，比如大家嘴里常常念叨的阿司匹林、华法林等，它们就是心脏病的终身伴侣了。然而，漫长的岁月里它们也相爱相杀，一些治疗心脏病的药物除了能治疗心脏疾患外，在某些时候却也能导致心搏骤停。我们先来聊聊这部分导致心搏骤停的治疗心脏病的药物，看看它们的双面性，是爱人还是敌人？

从接触药理学开始到进入临床工作，我们脑子里一直记得老师上课时的一句话："治疗心律失常的药物常也会导致心律失常"，二十年的临床工作中接触了不少这样的病例，甚至因为这类药物导致心搏骤停的也不在少数。其中最常见的药物当数 β- 肾上腺素受体阻滞药和钙通道阻滞药，这两种药物都是心脏病患者、尤其是高血压患者用药清单上的常客。

临床上我们习惯称 β- 肾上腺素受体阻滞药为 β 受体阻滞剂，经典代表药物为美托洛尔，已经是大家耳熟能详的名字了。β 受体分为三类：β_1、β_2、β_3，β_1 受体主要分布在我们的心肌，激动时可导致心率增快、心肌收缩力增强；β_2 受体分布在支气管和血管壁平滑肌，激动时引起支气管和血管扩张；β_3 受体则分布在脂肪细胞上，可引起脂肪分解，你是不是立即想到了减肥作用，是的，目前用 β_3 受体激动药来进行减肥是众多药企重点研发的一个方向，但现阶段还停留在动物实验阶段，用于人体还需要一段时间去进行临床试验验证。我们说回 β 受体阻滞药，顾名思义，阻滞药就是产生以上受体激

动时相反的作用，比如 β_1 受体阻滞药的作用就是使心率减慢、心肌收缩力下降，在临床中可用于降压、减慢心率以降低心肌细胞氧耗，对心肌细胞具有保护作用，β 受体阻滞药在临床上应用得非常广泛，高血压、冠心病、心力衰竭、部分心肌病等疾病的治疗方案中都可见它的身影。钙通道阻滞药是临床上最常用的降压药物，也是降压的主力军，代表药物有硝苯地平、氨氯地平、非洛地平等，细心的你一定发现了规律，是的，它们的名字都带有"地平"二字。在人体心肌和血管壁平滑肌细胞膜上都布满钙离子通道，钙离子通过此通道进入细胞内，钙离子浓度增高可引起心肌收缩力增加、血管收缩、血压升高。而钙通道阻滞药就好比这个通道的守卫，仔细控制着进入细胞内的钙离子量，一旦监测到有异动，立刻站出来关闭此门，减少钙离子进入细胞内，从而起到扩张血管、降低血压，降低心肌收缩力、减慢心率的作用。以上两类药物如果过量服用，就会造成低血压和心动过缓，危及生命，因此在临床上有严格的使用指征。医生在开具处方的时候还会考虑患者有没有一些使用药物的禁忌证、用药时患者的实际状况、耐受性等因素，比如 β_2 受体阻滞药可引起支气管平滑肌收缩，因此对于有支气管哮喘的患者，在使用该药时可能会导致气管收缩、加重气道狭窄，有窒息风险；对于有支气管哮喘病史的患者，尤其处于哮喘急性发作期的患者，β 受体阻滞药就是禁忌证，不能使用。钙通道阻滞药在使用过程中最常见的副作用就是水肿，以下肢水肿比较突出，对于那些无法耐受的患者也只能更换其他的降压药。虽说这两类药物在治疗中可能导致比较危险的情况，但丝毫不能动摇其在心血管疾病治疗中的重要地位。因此，在使用这些药物的过程中，医生都会指导患者如何正确使用并要求患者做好定期随访，以便在治疗过程中观察药物的有效性和不良反应，随时调整治疗方案。

除了上述两类常见的心血管药物外，还有一个在心脏病治疗界响当当的资深"王牌"——地高辛，据说它是治疗心力衰竭历史最悠久的药物，没有之一，有资料记载大约两百年前人类从毛花洋地黄植物中提取出地高辛，由此展开了它在心脏病治疗领域的序幕。大自然的植物种类不计其数，到底谁能治病、谁又是毒药，要一一得以辨认清楚是件极不容易的事。

　　中国古代就有神农尝百草，明代李时珍更是走遍祖国大江南北，"考古证今、穷究物理"，历经27年终于完成医学巨著《本草纲目》，而地高辛的药路历程却是起源于一场爱情故事。英国植物学家和医生威瑟灵在做乡村医生的时候，机缘巧合接诊的第一个病人是一位叫海伦娜·库克的女病人，擅长丹青，钟情于种植各种植物。两人一见钟情，威瑟灵在热恋中投其所好，和女友一同种植花草，也因此认识了许多植物，结果海伦娜·库克成为了威瑟灵太太，而威瑟灵成为了一名植物学家，在1776年出版了那本著名的《大不列颠自然生长的植物分类全集》。威瑟灵长期在各个村庄治病救人，在一次出诊中遇到一位严重水肿的病人，被认为很难治愈，可是不久以后却意外发现这位患者水肿明显消退了（从现在的角度来看，当时这位患者应该就是心力衰竭导致的水肿）。威瑟灵返回村庄询问了这位患者，得知她服用了当地一位名叫杭顿的秘方，他几经周折讨来了秘方，研究发现这里面含有二十多种植物成分，其中有效的就是洋地黄。在海伦娜·库克的支持下，威瑟灵展开了长达九年的研究洋地黄之路，并和多领域学者合作，发现开花前的洋地黄叶子被采下并研制成粉末作药是最有效的，于是在1785年，《关于洋地黄》这本书诞生了。1799年威瑟灵医生去世了，享年58岁，人们在他的墓碑上刻上了一朵毛花洋地黄花。威瑟灵医生将洋地黄带入了人们的视野，可是因为是直接从植物中提取，导致洋地黄中含有较多杂质，产生的不良反应较多，且其治疗剂量不易掌握，有病人因服药过量死亡。

　　1874年德国药学家施密迪勃格从洋地黄提取出一种苷类，认为是洋地黄的有效成分，称作强心苷。随着医学的发展，后来提纯出来一系列苷类产物被广泛应用于临床，长期在心力衰竭治疗领域占据重要地位。地高辛的药理作用主要是增加心肌收缩力、减慢心率，在临床上用于急慢性心力衰竭、心房颤动、室上性心动过速等治疗，但是由于洋地黄的治疗剂量和中毒剂量非常接近，因此临床上使用需要特别谨慎，洋地黄中毒表现为胃肠道症状，如恶心、呕吐、腹泻，还可导致各种心律失常，严重时发生猝死，最有特点的中毒表现是视觉改变，出现黄视、绿视等表现。目前，有大量关于地高辛治疗的临床研究开始动摇了它的江湖地位，患者从治疗中是否获益、治疗中的风险评估等都将得到新的审视。

接着我们来说说老年人药箱里总能翻到的一种药——阿司匹林，大家都有一个惯性思维：但凡上了一定年纪总有点心脑血管的问题，都该吃点阿司匹林保护血管，它就如神一样存在，它与安定、青霉素并称为"世界医学史上三大经典药物"，在临床上被广泛用于解热镇痛、抗炎、退热，预防短暂脑缺血发作、心肌梗死，预防人工心脏瓣膜和静脉瘘或其他手术后血栓的形成。在心脑血管疾病治疗领域很多时候患者需要终身用药。阿司匹林的起源要追溯到3500年前，比前面讲到的地高辛要久远许多，同样来源于植物。那时苏美尔人发现刮下柳树树皮服用竟然有神奇的止痛作用，中国历史上的两本医学著作《本草纲目》和《神农本草经》也有对柳叶功效的记载。公元前400年，"医学之父"希波克拉底将柳叶制成茶叶来减少分娩时的疼痛，到了18世纪中期，英国人爱德华将柳树皮研制成粉末服用，发现还有退热的作用。1853年，一位法国化学家查尔斯·盖哈特成功地合成了柳树皮的活性成分——乙酰水杨酸，成为历史上第一位制成阿司匹林的人，再到后面就出现了药剂的阿司匹林，拜耳公司是第一位吃到螃蟹的，也因此名声大噪。随着对阿司匹林的深入研究，学者们发现阿司匹林除了止痛作用外，还有强大的抗炎作用。到了20世纪六七十年代，瑞典和英国的医学家发现了阿司匹林的作用机制是影响体内前列腺素的释放，从而达到抗炎止痛的作用。1982年，阿司匹林药理学的研究学者们获得了诺贝尔奖。这么优秀的药品到了20世纪80年代竟然又被发现一项巨大的治疗作用，阿司匹林还可以抗血小板聚集，预防血栓的形成，甚至还有学者发现它还有预防部分癌症的作用。这样一个宝贝药品怎能不成为医生的心头爱呢？达特茅斯医学院的约翰·巴伦教授曾这样说过："假如我将身处荒岛，如果选择随身携带某种药物的话，那么可能首先想到的就是阿司匹林。"那么，阿司匹林为什么有这么神通广大的作用呢？这就不得不提到两个专业名词——炎症反应和前列腺素。在长期与大自然的斗争中，人类"锻炼"出了许多自我保护机制，其中最重要、最基础的就是炎症反应。在学习病理学的时候，书本上对于炎症反应的定义就是人体为了自我保护而作出的防御反应，损伤局部表现红、肿、热、痛和功能障碍。局部血管扩张、通透性增高，液体和细胞成分渗出产生的压迫和炎症介质作用于感觉神经末梢就产生了疼痛感，而前列腺素是参与炎症反应的重要元素，可引起炎症反应和疼痛、发热。阿司匹林可以阻断前列腺素的合成，从而阻止炎症反应。此外，前列腺素中还含有一种具有强烈促血小板聚集作用的血栓素 A_2，阿司匹林可以阻止血栓素 A_2 的合成，因此可以防止血栓形成。虽然阿司匹林具有强大的治疗作用，但是其副作用仍然需要引起足够重视，最为常见的副作用当属胃黏膜损伤，严重时可导致消化道出血，因此对于消化道溃疡我们视其为使用阿司匹林治疗的相对禁忌证，在处方该药时会综合评估药物治疗带来的利益和风险，甚至会嘱患者服用该药的同时，服用胃黏膜保护剂，尽最大可能降低消化道出血的风险。也正因为这个副作用，现在使用较为广泛的是肠溶制剂，就是大家熟知的拜阿司匹林（德国拜耳公司生产，所以前面加了一个"拜"字），因为不在胃部吸收，因此避免了其对胃黏膜的损害。那么，问题来了，拜阿司匹林是该空腹服用还是餐后服用呢？估计大多数人会回答：餐后。错了，正确答案是：空腹服用。肠溶阿司匹林是在阿司匹林的外面涂了一层包膜或胶囊，空腹服用时，胃部呈酸性环境，这种包膜或胶囊在酸性环境下不会溶解，药剂直接进入肠道，在肠道碱性环境下包膜或胶囊崩解释放出药物。而在餐后服用，食物会中和胃酸，削弱胃部的酸性环境，这时候肠溶阿司匹林外面的包膜或胶囊反而容易崩解，阿司匹林被释放出来就会损伤胃黏膜。所以，拜阿司匹林的正确服用时间要么是早餐起床时服用，要么是睡前服用。另外，还有一个大家比较关心的问题，长期服用阿司匹林的患者如果要做手术，术前需要注意些什么呢？术前停药是肯定的，因为阿司匹林具有抗血小板作用，会影响机体凝血，为了避免术中出血止血难度大，需要在术前停药至少7天。术后何时恢复、剂量是否需要调整，建议咨询专科医生，在医生指导下恢复用药。

人体的凝血过程除了需要血小板参与外，还需要大量凝血因子的参与，前面讲到的阿司匹林是抗血小板药，而现在要讲的是一种抗凝药——华法林。人们对这个药名不陌生，尤其对于心脏换瓣术后的患者，如果使用的是机械瓣膜是需要终身进行抗凝治疗的。华法林属于双香豆素类抗凝药，主要通过抑制维生素K依赖的Ⅱ、Ⅶ、Ⅸ、Ⅹ凝血因子的生成来发挥抗凝作用，临床上主要用于预防和治疗深静脉血栓、肺栓塞、心脏换瓣术后血栓形成和心房颤动患者发生的栓塞并发症。华法林是目前国内外在临床使用最广泛的一种口服抗凝药，起效缓慢而持久，但是它的有效治疗窗非常狭窄，剂量小了达不到效果，稍微过量又会导致出血，因此一提到这个药，我们都必须向患者强调清楚：吃药期间需要动态监测凝血功能，到门诊调整剂量，千万不要一个剂量一直吃，且不说有没有效果，万一过量是很容易发生大出血的。早期出血可表现为皮肤瘀点瘀斑、牙龈出血、月经量过大、鼻出血等，严重时会出现危及生命的出血，例如消化道大出血。患者在首次使用华法林时初始剂量一般从每天一片开始（建议从1~3 mg开始），每3天测一次凝血功能，根据检查结果调整剂量，增减量最好为四分之一片，逐渐增减量，2~4周达标，待剂量稳定后，每周进行一次凝血功能监测，逐步到每1~2个月复查一次。关于凝血功能的检查，关注的指标主要是国际标准化比值（INR），这个值越高，血液凝固时间越长，出血的风险也越高，对于心脏换瓣术后服用华法林的患者在随访时，医生要求将INR控制在2.0~3.0，对于医患双方，这是一个近乎苛刻的要求，就跟平衡天平一样，有时候要达到目标值会很费时，折腾不断。我们也会遇到一些心比较大的患者，医生开具华法林初始剂量后他就按照这个剂量一直吃好几个月也不来复诊，某天想起来了顺便来医院查查凝血，结果简直可以让你惊出一身冷汗。华法林的服用频次比较固定，每天一片的间隔最好是24小时，如果漏服了，需要在4小时内补服，如果超过 4 小时就不宜再补服了，可以等到第二天按照正常用药即可，切忌因为漏服在第二天把两天的量一起服用。如果因为特殊原因漏服了好几天，比如并发了消化道出血、手术前停药等情况，需要暂停使用华法林，那么后续再用药的时候需要按照初始剂量开始逐渐增量，开始新一轮的用药，并在医生要求时间内进行凝血功能的检查，以便调整剂量到目标范围。

华法林在临床应用中还有一点容易被忽略，需要提醒大家，华法林的代谢受食物影响比较大，如果不了解这个特点，很容易"踩雷"。前些年遇到这样一个病人，也是一位邻居，年纪和我相仿的职场女精英 M。平时相处甚好，经常交换美食。M 在职场太拼，以至于忽略了自己的身体，30 岁那年生了一场大病差点和这个世界说拜拜，ICU 逛了一趟，住院近 1 个月，天天高热，最后诊断为感染性心内膜炎，主动脉赘生物形成造成粘连破坏严重，因此心脏外科医生为其做了主动脉置换术，当时患者经济条件差，选择了机械瓣膜，需要终身服用华法林抗凝治疗。M 天生乐观，术后恢复得不错，积极配合医生做好随访，华法林治疗剂量也控制得很好。有一天在楼梯间遇到 M，她拉着我说这个月不知道怎么回事，月经量特别大，都快一周时间了也不见收尾，想去医院看看。我潜意识里第一反应就是华法林的用量有问题，让她火速去医院抽血查了一个凝血功能，果然凝血时间明显延长，INR 都冲到 5 以上去了，怪不得月经量这么大，M 一脸懵，她服用华法林都好几年时间了，凝血功能监测也很稳定，为什么突然这样异常呢？我想了想，问她最近有没有服用阿司匹林或者其他活血化瘀的中药，又或者接触了什么之前没有吃过的新的食物？她仔细捋了一遍，摇摇头，"没有呀，都很正常"。我多嘴问了一句："水果呢？" M 突然想起了什么，不好意思地说："最近看抖音跟着食疗减肥，从上个月开始就每天早上空腹一杯果蔬汁，有西柚、黄瓜、牛油果，有没有关系呢？"西柚！元凶找到了！"你快停了这食谱吧，不适合你，再喝下去要出大问题的。"我几乎对她吼了出来。

这是什么道理呢？就要从华法林的代谢说起，华法林主要在肝进行代谢，在肝有一种叫 P450 的细胞色素酶，华法林进入人体后随血液循环达到肝，然后被 P450 酶分解代谢，某些水果中的成分会抑制 P450 酶，导致华法林的分解代谢减少，在体内出现蓄积，出现华法林过量的表现。具有抑制 P450 酶的水果还有石榴、杨桃等，这些水果如果食用量不大，对华法林的代谢影响不大，但是 M 连续一个月都在摄入西柚汁，时间一长，自然就出现了前面的一幕。除了水果，还有部分药物，如阿司匹林、磺胺等也会延长华法林的代谢时间，增强其抗凝作用。当然，也有减弱华法林药效的食物和药物，比如茶叶、蜂蜜、口服避孕药、安定等。后来，M 停掉了她的减肥果蔬汁，她说要好好研究一下她这个病和吃的药，没文化太可怕了。我能说什么呢？开玩笑吧，职业精英最拿手的不就是迅速汲取新知识嘛。

第九章

那些让人唏嘘的心搏骤停事件

▶ 第一节 人类的烦恼——过敏

一提到"过敏"两个字，估计大家首先想到的是皮肤瘙痒、大片大片的红色斑疹，又或者是不间断地打喷嚏、流清水鼻涕，天天以泪洗面，夜夜咳嗽不断，再或者就是昏迷、不省人事这种严重的过敏性休克。

如今，很多人都知道"过敏体质"这个医学专业词汇，在门诊来就诊的一些病人在医生开处方时也会主动提到自己的过敏史。我们曾经在门诊遇到过一位支气管哮喘的患者，在寻找过敏原的检查中发现他竟对大米过敏。大米呀！意味着这个患者此生日常就要避免进食米饭了，结果他还真是硬气，生生将每顿饭的主食改成了面条，坚持数年如一日，真可以说是"牛人"。当然，他改变饮食结构以后，哮喘的发作几乎就绝迹了。

过敏反应和我们每个人都息息相关，也就是说，大多数人多多少少都会碰到这样的烦恼，而且大多数情况下吃点"开瑞坦""阿司咪唑"这类的药就可以好转。

不过，今天我们要聊的是严重的过敏反应，因为如果谁遭遇这样的情况，就有可能导致心搏骤停，所以必须重视起来。

首先，让我们来了解一下什么是过敏。过敏从医学上来说，是因为体外的物质进入人体后导致免疫系统发生异常反应，从而出现症状。这种引发反应的源头，叫作变应原，它就是造成过敏的罪魁祸首。

变应原大多为大分子物质，比如一些蛋白质、多肽，它们常存在于以下几大类物质中。第一类为食品：花生、大豆、各类坚果、牛奶、鸡蛋、各种海鱼、海鲜和甲壳类动物；第二类是植物和昆虫：花粉、粉尘、螨虫及各种小虫子；第三类是微生物和药物。

这也就是为什么有的人根本不能吃坚果或者海鲜的原因，因为他们的体质有着特殊性。

过敏物质通过吸食、注射或其他方式进入人体后，其中的大分子能直接形成抗原，小分子则与人体内的物质相结合，又形成新的抗原。经此，这些变应原就达到了可造成机体过敏的状态。当这些物质以后再次有机会进入人体时，便会引发人体免疫系统的异常活动，发生过敏反应，从而给人体造成伤害，这就是过敏的外在因素。

我们也知道，过敏是因人而异的，同等情况下，有的人碰着一点点东西就过敏，有的人却安然无事，这是因为不同个体的免疫系统功能都有着细微的差异。有些人体内的免疫系统比较"懒散"，对于一些进入人体的物质的反应不是那么灵敏，引发不了它们的"警觉"，因为它们判定这些物质不足以构成伤害，所以也就不必"群起而攻之"。但有些人的又不一样，他们的免疫系统存在先天的缺陷，对于任何进入人体的物质都"虎视眈眈"，也就有大的概率将一些"友军"当成"敌人"攻击，从而导致了过敏反应的发生。

过敏性疾病一般具有遗传性，如果父母都得过过敏性疾病，其子女患病的概率高达75%。不过，随着年龄的增长，个体过敏的发生概率也会逐年减低。但近年来，随着我国工业化、城镇化、现代化进程的加快，人们的生活节奏和生活方式日益改变，工作压力剧增，加工食品的种类和加工工艺越来越多，许多原来不过敏的人群也逐渐演变为过敏体质，是一个值得我们深思的问题。

那么，过敏发生时，人体会表现出哪些症状呢？

过敏的症状主要有以下四大表现：皮肤方面表现为出现荨麻疹、皮疹、瘙痒、湿疹；呼吸系统方面表现为打喷嚏、鼻塞、鼻痒、咽痒、流清涕、喉头水肿，严重的会发生哮喘致呼吸困难；消化系统方面会有腹痛、恶心、呕吐、腹泻的表现；全身反应，这属于严重的情况，比如过敏性休克、血压下降、呼吸困难、昏迷、抽搐等，有可能发生生命危险。

过敏症状的治疗根据患者症状的轻重有不同的方法，一般来说基础的治疗相对简单，如果患者症状轻微，又确定了过敏原，在日常生活只需避免与过敏原接触就不会发生过敏反应。如果无法确定过敏原，患者应及时到医院进行过敏原的检测，总之就是在日常生活中尽量避免与过敏原接触，做好防护。

如果过敏已出现症状，目前一般采用药物治疗。患者可以口服抗组胺药，比如氯雷他定、西替利嗪、马来酸氯苯那敏；也可使用泼尼松、倍氯米松等类固醇皮质激素或环孢素、他克莫司、雷公藤多苷等免疫抑制剂来治疗因为过敏引发的人体炎症；对于皮肤方面的过敏症，可外用药物治疗，比如卤米松乳膏、糠酸莫米松乳膏或炉甘石洗剂。

此外，当我们无法回避过敏原时，可以采用脱敏治疗，这种治疗法主要是针对引起过敏性疾病的具体过敏物质。确定过敏原后，医生将过敏原制成过敏原提取液，并配制成不同浓度的制剂，对过敏患者进行皮下注射，剂量由小到大，浓度由低到高，以诱导患者自身降低对过敏原的反应。

以上就是对普通过敏原过敏的预防和治疗，但对于一些特殊情况的过敏，普通的预防和治疗就难以达到效果了，而这些情形又是每个人都可能会碰到的，让我们一探究竟。

事件一：造影剂过敏

如今我们在医院检查身体，尤其是涉及心脑血管、肾、胃肠、膀胱等器官时，医生会给我们开出检查单，进行增强 CT、造影等检查，这个时候他们总会让我们在检查前服用造影剂。那么，这个造影剂到底是个什么东西，它怎样增强脏器的显示，有没有可能会对人体产生副作用呢？如果因为服用造影剂而产生过敏，医生又会怎样对患者进行救治呢？现在就让我们来好好聊聊造影剂的一系列话题。

首先，我们要对造影剂有一定的了解。

造影剂在医学上属于介入放射学领域，在临床上为了增强人体体腔的影像观察效果，放射科医生在检查之前会让患者服用或通过静脉给患者注入一种化学制品，这种化学制品会通过血液循环到达靶器官或组织，它就是造影剂。造影剂通过的地方会和周围的组织、器官产生鲜明的对比，形成清晰的轮廓便于医生检查和观察。

这下明白了吧？造影剂不是药，而是一种检查使用的化学制剂。造影过程就如把两个颜色相近的物体放在一起，很难分辨，可是当把其中一种物体通过染色或其他手段，让二者的颜色反差很大的时候就容易区分了。造影剂就充当了对比剂的角色，因为它的密度高于或低于人体组织，所以注入到达靶器官后会呈现清晰的图像，是现代医学中检查、治疗版块不可缺少的好帮手。

造影剂的种类很多，目前在临床上使用较为广泛的多为含碘制剂和硫酸钡，尤以前者最为常见。造影剂第一次在医学上崭露头角要追溯到近100年前。1924年，美国一家医院利用50%含量的碘化钠成功进行了世界第一例股动脉造影。从此以后，造影剂就进入飞速发展时期，经历了多个阶段。

20世纪50年代，科学家们发现了三碘苯，以此为基础发明了泛影酸。它的出现是现代造影剂史上的一次飞跃，影响了其后造影剂很多方面的研究，可以说是含碘造影剂的鼻祖。尽管它如今早已退出了造影剂家族，但现在医学上使用的离子型造影剂的碘成分还是由它衍生而出。

1971年，瑞典制造出世界上第一种非离子型单体造影剂——甲泛葡胺，它的出现是现代造影剂史上的第二次飞跃，因为甲泛葡胺具有渗透压低、耐受性好、性能稳定、耐高温等优点而被迅速应用于临床。

到了20世纪70年代末，非离子型二聚体造影剂被研究出来，它进一步降低了渗透压，提高了水溶性，从此成为新一代造影剂，也就是现在大家比较熟悉的碘克沙醇。在心血管病的临床检查上，单酸单体和单酸二聚体的离子型造影剂使用最广泛。

关于造影剂，患者们一直以来有着不少疑惑，主要集中在这几点上。

问题一　我们为什么要使用造影剂呢？

答案是显而易见的，使用造影剂目前已经成为现代医学中检查人体器官形态、轮廓的一种普遍技术，在某些疾病中，比如大咯血的病人在实施介入栓塞止血治疗时，造影检查的同时也是一种治疗手段。再有，由于造影剂能增加正常组织和异常组织间的差异性，对于医生探查出人体器官的异常形态结构和功能损害有着强大的助力，更能让医生提早发现一些早期的、还处于微小状态的病变。如果不使用造影剂来提高辨识度，这些病变可能会被漏诊或误诊。在肿瘤筛查方面，造影剂的作用尤其突出，它可以帮助鉴别出一些无需治疗的良性肿瘤，提早解除警报。

问题二　造影剂对人体的安全性如何？

通常情况下，医学上使用的造影剂都是安全的，但因为个体差异性的存在，某些患者使用造影剂后仍会出现轻度或中度的不良反应，个别情况还可能出现极少见的严重不良反应。日本曾经做过一项纳入 35000 例患者的临床研究，观察他们在使用造影剂后不良反应的发生率，结果表明：无论离子型造影剂还是非离子型造影剂，不良反应的发生率都非常低。因此，造影剂是可以放心使用的。

说到安全性，我们首先要搞清楚造影是个什么样的过程？造影不等同于摄影，从艺术的角度来说，造影成像是比较小众的黑白灰，图像估计也只有专业的医生能看懂。

临床中大部分情况下，造影剂是通过静脉注入我们体内的，最为常见的检查是血管造影和增强 CT。血管造影的过程并不复杂，在做此项检查前患者需要禁食，检查开始后，医生首先会在患者身体的某处血管内置入导管，通常情况下会选择股血管（在腹股沟附近位置），然后通过导管将造影剂注入患者血管内。随着血液循环，造影剂到达靶器官，医生就可以通过 X 线扫描来观察造影剂流过血管的过程。检查完毕后，医生会将导管从血管内取出，穿刺的部位要加压包扎一定时间，防止伤口出血。我们比较熟悉的诊断冠心病的冠状动脉造影就是很常见的血管造影，通过造影剂使冠状动脉血管在影像机器上显影，可以观察到冠状动脉有没有发生狭窄，是哪部分血管狭窄，狭窄程度是多少？同时，如果单支血管狭窄比较严重，可以在血管内安置支架来改善血流通路的通畅性。当然，如果狭窄的血管比较多，那么就需要心脏外科进行搭桥手术治疗了。近年来，随着影像技术的发展，相信大家都听说过冠状动脉 CTA 检查，就是给冠状动脉血管做增强 CT 检查，可以筛查出冠状动脉血管有无狭窄。因为是无创，相比冠脉造影给患者带来的创伤就要小一些，但是大量研究表明，冠状动脉 CTA 检查诊断血管狭窄特异性较低，因此在临床上，冠心病的诊断依然是以冠状动脉造影的结果作为金标准。

近年来，CT 造影也非常普遍，尤其在实体肿瘤的诊断上，增强 CT 是必须要做的项目。较普通 CT 而言，通过造影剂的对比，它可以帮助临床医生观察肿瘤周围有无淋巴结的转移。

CT 血管造影也是采用注射造影剂进入血管的方法，一般选取患者手臂静脉来注入造影剂，不用将导管放入大动脉中。

无论是哪一种造影检查，在检查后医生都会让患者喝大量的水利尿，这又是为什么呢？这是因为，造影剂进入人体完成使命后最终都是需要通过我们的肾以尿液的方式排泄出去，做完造影检查后大量饮水可以加快造影剂从我们的尿液中排出的速度，避免造成对肾的损伤。同样的道理，也就能解释为什么肾功能有问题的患者，造影检查会被列为禁忌。

问题三　怎样避免造影剂过敏导致的严重后果。

对于人体来说，造影剂毕竟是外来的"朋友"，所以不可避免地会与人体正常组织发生所谓的"小冲突"，结果就是发生过敏反应。过敏反应的程度有轻有重，轻者主要表现为皮肤瘙痒、风团、水肿等，可一旦过敏反应进一步加重，则可能出现一些危及生命的情况，例如过敏性休克、喉头水肿导致窒息、心搏骤停等。因此，造影剂的临床使用要注意以下几个问题，我们先从几个枯燥、陌生的专业名词入手，认识造影剂会对我们造成哪些伤害，当然，以下知识点相对比较深奥，看看就行，不用深入学习。

渗透压：目前常用的造影剂其渗透压明显超过血液，是血浆渗透压的2~5倍，渗透压越高，造成血管壁两侧的压力差越大，造影剂越可能会对血管壁造成一定损伤。

屏障损害：造影剂进入血管后，细胞外液渗透压突然急剧增加，细胞内液就会迅速排出，导致血管内皮细胞皱缩，细胞间连接会变得松散，甚至发生断裂。屏障受损后，造影剂就会外渗至脑组织间隙中，神经细胞就有暴露在造影剂的化学毒性中的危险。

红细胞损害：高渗的造影剂会使血液中的红细胞变硬，使之不易或无法通过毛细血管，引起人体微循环的紊乱。

高血容量：造影剂会让组织间液进入毛细血管，从而使人体血容量快速增加，导致心脏负荷超标。不过，这个问题一般也会因为造影剂外渗至血管外和尿液的排出而让血容量很快恢复正常。

肾衰竭：造影剂诱发肾衰竭的概率非常低，小于1%。但如果本身患有肾功能不全的患者被诱发肾衰竭的概率可达10%以上。

心脏毒性：除了造影剂所致的高血容量外，在冠状动脉造影中，造影剂可引起心率过缓。它的高渗透性会让心房和心室间传导、室内传导和复极化作用减弱，引起心电改变，心律不齐，增加心室颤动的发生率。

疼痛与血管扩张：在外周血管造影中，患者会发生血管性疼痛，与造影剂的疏水性及离子性有关。造影剂可直接作用于小动脉的平滑肌，引起局部动脉扩张，从而引起血管性疾病。

鉴于造影剂使用中存在的风险，甚至可能出现一些难以挽回的后果，因此在行造影剂检查之前医生都会仔细询问患者一些相关的病史或经历，再结合患者的实际情况和基础病史来综合判断该患者是否适合进行该项检查，一旦有如下情况存在就会建议患者不做或是缓做：年龄在65岁以上的老人；婴幼儿；既往发生过造影剂过敏者；过敏体质者，比如既往有哮喘，容易发生湿疹、荨麻疹、神经性皮炎等情况；甲状腺功能亢进；合并严重脏器功能不全者，比如肝肾功能衰竭、心力衰竭等患者，还有一类患者需要特别注意：糖尿病患者，因为糖尿病合并肾功能不全的患者不在少数，使用造影剂有导致肾功能恶化的风险。有经验的人马上就会想到，去做增强 CT 前医生都会给你一张知情同意书让你签字，上面写的就是这些内容。

当然，并不是说上面这些病患就完全不能进行造影剂检查，当医生评估检查的利益大于弊端时，换句话说，就是非做不可时，医生也会采取一些预防措施为检查保驾护航。比如使用低剂量非离子型造影剂；预先使用一些预防过敏发生的药物，如抗过敏药、糖皮质激素等；又或者在保证检查效果的条件下适当减少造影剂用量。

此刻，熟悉的场景又再现了，为什么做完造影或增强 CT 检查后医生会要求患者在检查室观察至少半小时再离开呢？原因就是因为绝大多数造影剂的不良反应都是在此期间发生，包括过敏性休克。如果本来就是高危症的患者，必须留置观察更长时间。

造影剂引发的过敏反应按严重程度分为轻度、中度、重度和极重度四个等级，其中轻度过敏反应的症状主要包括寒战、皮疹、打喷嚏、咳嗽、皮肤发红、低热、恶心、呕吐。这种情况的处理一般比较简单，首先是立即停止注药，然后建立静脉通道，静脉注射生理盐水，条件允许可以给予吸氧治疗，如果患者出现皮肤瘙痒、潮红、荨麻疹、眼睑水肿的症状，则应马上静脉注射抗过敏药，如葡萄糖酸钙等，必要时还可以静脉使用糖皮质激素，激素起效比较快，一般数分钟内过敏反应就可以得到缓解。

中度过敏反应除了上面提到的轻度的表现外，患者还可能出现血压下降、头晕、胸闷等症状。这时应让患者平躺并保持通风，用鼻导管给氧或面罩给氧，然后快速滴注生理盐水。如果患者同时发生心动过缓，可以静脉推注阿托品，如果患者同时还伴有呼吸困难和痉挛性咳嗽，可在以上措施的基础上增加吸入支气管扩张气雾剂，静脉使用氨茶碱扩张支气管，同时不要忘了可以静脉使用糖皮质激素。

重度过敏反应就有可能危及生命了，这个时候需要立刻启动急救程序，通知麻醉科、急诊科医师，让患者半坐位面罩吸氧，快速滴注生理盐水，此时此刻就要靠肾上腺素救命了，用最快的速度在大腿外侧肌内注射，每隔 5~10 分钟检查患者心跳、血压等生命体征。患者在发生重度过敏反应的时候还有可能合并支气管痉挛、哮喘大发作，这个时候应静脉注射氨茶碱、糖皮质激素。如果患者出现喉头水肿，为了避免发生窒息，应尽快行气管插管，不过这时候插管难度非常大，所以需要麻醉科医生的协助，或者行环甲膜穿刺（在喉结下方约 2 厘米的位置），必要时需要切开患者气管。如果患者出现肺水肿，可气管插管，加压给氧，并静脉注射呋塞米和吗啡。

看到这里你是不是已经感觉脑子不够用了。当然，这些步骤都是由医生完成的，我们只需要了解就行了，毕竟技多不压身。

如果患者出现的是极重度过敏反应，即心搏骤停、意识丧失，那就要立即施行心肺复苏术，这就回到了前面我们讲过的 C-A-B 流程了。

由造影剂导致的过敏反应在我们身边时有发生，除了对患者发生过敏保持高度警惕外，其实我们作为医生本身也会碰到这样的情况，而我们往往会因为自己的专业忽略掉一些问题，以为自己很安全，结果发生意外。

以下是本书主编老师口述的一个非常典型的例子：

"我在抢救室轮转时曾碰到这样一个病例。那天，科室里一如往常的忙碌，昏迷、脑出血、外伤的患者一个接一个，正忙得焦头烂额之时，门诊打电话来呼叫 CT 检查室院内出诊，我们医生和当班护士推着平车、提起抢救箱和氧气枕就开跑，3 分钟狂奔到了 CT 室，定睛一看，地上躺着的居然是医院康复科的一位同事。

此时，这位同事呼吸急促、颜面潮红、全身大汗。一测血压表明患者已经是休克状态。

我们赶紧把氧气给她吸上，护士麻利地建立静脉通道，输注一袋生理盐水。这时，我抓紧时间询问了一下 CT 室的医生这位同事发病的经过，原来情况是这样的：这位康复科的医生最近老是觉得头痛，开始以为是颈椎的问题，便做了一个头颅和颈椎的平扫 CT（非造影检查），结果一切正常，然后她又做了几天理疗，结果头痛还是反反复复，于是今天又约了一个增强CT想进一步检查一下。

这位同事小时候曾经有过青霉素过敏性休克发生的病史，本来今天做完CT检查应该在CT室观察半小时再走，可是她自认为青霉素过敏都是30年前的事情，而且自己就在医院，本身就是医生，应该没什么问题，所以做完检查，从检查室里出来直接就朝自己科室走。谁想她还没走出CT室的大门就晕倒在地，接着就是我们赶到时看到的情形。

这种情况都不用多想，首先就要考虑造影剂过敏，我赶快指挥护士给同事推了一支地塞米松进去，几分钟后她的心率和血压慢慢恢复到正常。平静下来的她继续吸着氧气被我们用平车带回急诊室观察输液去了。万幸的是，同事的病况很快就得到控制，没有严重到需要行气管插管或者气管切开的地步，要不然，为造影剂检查后不留置观察所付出的代价就太惨重了。

事后，同事每次见到我都要表示一番感激，当然也少不了被我唠叨她的大意和'自以为是'。"

事件二　疫苗过敏反应1

在人类与疾病的斗争史中，有一个东西，绝对能称得上是史诗中的英雄。它帮助人类战胜了许多疾病，成为现代医学中预防传染病，尤其是与病毒相关传染病的一大利器，它也是科学与工业结合的瑰宝，因为有了它，人类在近代的百年中，一步步攻克了天花、狂犬病、脊髓灰质炎、乙肝、黄热病等在过去让人谈之色变的传染病。

它就是疫苗。

疫苗的问世，有着曲折的过程，饱含着几代科学家呕心沥血的努力。从我们呱呱坠地的那天起就和它亲密接触，挨上它的一针。

当然，就是这一针给我们撑起的保护伞，保护了我们一辈子的健康。

从2019年末迅速席卷全球的新冠肺炎疫情开始，疫苗接种再次走进每个人的日常生活中，至今这个小东西已经伴随着我们走过了一千多天的抗疫历程。所以，今天就让我们来深入认识一下它，了解一下它的起源、发展和现状。

疫苗的起源要从两百多年前的英国说起，那一年，天花肆虐英国，让整个英国陷入一片阴霾中。

英国有一位叫爱德华的医生，他在这场人类与天花病毒的对决中奋战在第一线，不辞辛劳地奔波于英国各地，医治病人。

当时的英国乡间流行一个说法：一个人只要曾经感染过牛痘，便不会再染上天花。原因是奶牛场挤牛奶的女工患天花的人数比其他地方的少得多，就因为她们天天和牛在一起。而奶牛场也一度成为类似现在的打卡圣地，人们蜂拥而至。

这个说法传到了爱德华的耳朵里，他没有像别人一样，听过以后一笑而过，而是认真地思索起两者之间的联系。他认为，如果这个说法属实，那就证明了牛痘和天花两种疾病之间是有某种关联的，是不是意味着可以用导致牛痘的病毒接种给健康人群来预防天花病毒呢？

1796 年的某一天，经过深思熟虑、制定好周密的计划后，爱德华进行了牛痘接种实验。他用一把清洁的柳叶刀从一名正患牛痘的挤奶女工身上的脓疱里取出少量脓液，然后把脓液涂抹在一个八岁男孩的胳膊伤口上。没几天，男孩种痘的伤口部位感染了牛痘，随后他在一个半月的时间里就康复了，伤口结痂愈合。

接下来，爱德华又用同样的方法将天花患者的脓疱浆水接种到男孩的身上，这一次他成功了，男孩完全没有被天花感染，证明了牛痘确实具有预防天花的作用。

爱德华把他的方法命名为"预防接种"，并在 1798 年出版了探讨预防接种理论的书：《关于牛痘预防接种的原因与后果》。从此，世界上第一支疫苗诞生。爱德华的发现引来了其他医学研究者对这个领域的深耕，他自己也因在这方面的贡献被后世尊为"免疫学之父"。

其实，早在中国的唐朝和宋朝，民间就流传着不止一种用于预防天花的"人痘法"，有人家把牛痘病人的衣服给小孩子穿，有人家用棉花蘸天花病人的新鲜痘浆，塞入健康人的鼻孔，还有人把天花病人皮肤结痂部位的痂壳风干成粉末后制成枣核大小，塞入鼻腔来种痘，而这些方法都起到了预防天花的作用。

　　从1796年到今天，疫苗研究经历了三个重要阶段。

　　第一次疫苗革命发生于19世纪末20世纪初，主要的功绩是医学家们通过生物传代或物理化学方法处理病原体得到了减毒或灭活疫苗。其中，法国生理学家巴斯德的贡献最大。1870年，巴斯德在研究鸡霍乱病时发现，鸡霍乱弧菌经过连续几代的培养后，毒力大大降低，此时将这种减毒菌接种到鸡身上后，鸡不但不会致病，还因此获得了对霍乱弧菌的免疫力。

　　巴斯德经过无数次实验，终于发明了首支细菌减毒活疫苗，而根据这个原理，他于1881年又成功研发出炭疽杆菌减毒疫苗。1884年，他的事业达到了顶峰，研制成功首支病毒减毒活疫苗——狂犬病疫苗。

　　狂犬病疫苗的发明是世界医学史上的一座丰碑，从此，无数人从狂犬病的梦魇中逃了出来，这个致死率百分之百的病魔终于被人类驯服。这一曙光更是照亮了更多的医学工作者，他们在疫苗这条路上前赴后继，创造出一个又一个的奇迹。

　　1896年，在减毒活疫苗的基础之上，德国科学家利用琼脂培养霍乱弧菌后再将其加热杀死的办法，经过多次改进获得了灭活疫苗。这种灭活疫苗比减毒疫苗更加安全可靠，当时最成功的应用是在1902年日本霍乱大流行时，这种灭活疫苗挽救了无数人的生命。

　　此后两年内，德国科学家和英国科学家又相继研制出了灭活伤寒疫苗。

　　这一时期，疫苗家族还出现过一种类毒素疫苗。1890年，日本科学家北里在用白喉外毒素给山羊做免疫实验时，发现免疫后的山羊血清中存在能中和白喉外毒素的物质。他们提取了这种免疫血清并成功治愈了一位白喉患者。这样的类毒素在保留抗原性的同时去除了毒性，以此让疫苗接种获得了更加显著的效果。

这就是第一次疫苗革命给人类带来的福祉。

第二次疫苗革命到来之时，已经是20世纪80年代。当时借助于新兴的分子生物学、生物化学、免疫学，全世界各个病种疫苗的研究已经从完整的病原体、细菌体水平转移到分子层面，开启了以基因重组技术和蛋白质化学技术为基础的疫苗研制，其中最激动人心的是以酵母制备的乙肝疫苗的问世，它让无数人们避免受到乙肝病毒的感染。

这一时期还出现了基因工程亚单位疫苗，比如用基因工程技术制备的新型乙肝疫苗相对于传统灭活技术制成的乙肝疫苗更安全有效，而且取材方便，易于量产。

第三次疫苗革命始于20世纪90年代。1990年，科学家们发现如果将外源基因的质粒DNA直接注射于动物的肌肉内，可在肌细胞内检测到外源基因的表达蛋白。1993年，有科学家们把表达禽流感病毒保护性抗原血凝素基因的质粒DNA注射到了鸡体内，发现它可对致死性禽流感病毒的攻击产生有效保护。这种新型的疫苗技术被称为核酸疫苗。它的原理就是将含有编码抗原基因的真核表达质粒DNA直接接种到机体内，被体细胞摄取并转录翻译，就会产生相应的抗原，诱导宿主细胞产生免疫应答，从而预防和治疗疾病。

与传统的灭活疫苗和基因工程疫苗相比，第三代核酸疫苗表现出更多的优势。第一，它有很强的可调控性，在设计过程中可随意引入所需要的DNA序列，使机体产生更有针对性的免疫应答。第二，由于这种外源基因能长时间存在于机体之内，不断产生外源蛋白，就能不断地刺激免疫系统，使免疫系统产生强而持久的免疫应答。第三，核酸疫苗的接种方式和接种途径更加多样化和安全。第四，DNA疫苗的物理化学性质非常稳定，适用于大规模生产和运输保存，而且它不仅具有免疫预防的功能，还能治疗相关的疾病。

目前核酸疫苗被广泛应用于流感、乙肝、获得性免疫缺陷综合征（艾滋病）、肿瘤及自身免疫疾病等的临床研究中，而且流感病毒疫苗、乙肝DNA疫苗已经被研究成功。

说到这里，有人可能会有疑惑，疫苗这么强大和有效，那它对身体会不会产生副作用呢？

答案是肯定的，同前面的造影剂一样，即便在医学中具有重要的作用，但它依然有着不完美的地方，就是"疫苗过敏反应"。

要了解疫苗过敏反应，我们需要认识一下疫苗注射后是怎样在人体内起到预防疾病作用的。

我们首先需要明白一件事，疫苗之所以能够起到预防作用，是因为接种进人体的疫苗作为一个抗原会刺激人体发生特异性免疫应答，产生一个保护性抗体，从而有效预防疾病的发生。疫苗的真身其实就是病原微生物或者是病原微生物的代谢产物经灭活（被杀死）或者减毒后得到的产物。通常我们使用的疫苗一般分为三种，分别是减毒活疫苗、灭活疫苗和亚单位疫苗。减毒活疫苗是将减毒或无毒的病原体作为抗原，进入人体后具有一定的繁殖能力，能主动刺激机体产生免疫应答，产生的抗体在体内持续时间较长，具有比较持久的免疫保护作用，可减少接种次数，缺点是这类抗体不太稳定，且有潜在毒株返祖的现象发生，说得简单一点，就是疫苗反而成了病原体，让接种者出现了症状。这类疫苗的代表有预防结核病的卡介苗（年纪大的朋友应该有印象，每个人的左手、右手或大臂外侧都可见到小时候接种卡介苗后留下的痘印）、脊髓灰质炎疫苗、麻疹疫苗。灭活疫苗是病原体已经被杀死，进入人体后不具备毒力，但是保存了抗原性，也可刺激机体产生特异性免疫应答，但它形成的抗体持续时间较短，接种次数较减毒活疫苗多，且接种反应较大，优点是稳定性高，对机体的保护力度足够，代表疫苗有伤寒疫苗、乙脑疫苗、百白破疫苗（百日咳、白喉、破伤风）。亚单位疫苗的抗原则仅是病原体的某些成分，用以刺激机体产生的抗体特异性较高，纯度高，副作用小，平时我们被钉子之类的物体刺伤后到医院注射的破伤风类毒素（需要做皮试那种破伤风针）就是亚单位疫苗。

无论是哪一种疫苗，其原理都是接种后以抗原的方式刺激机体产生免疫应答。说到这里肯定有人会问，既然有些疫苗的成分中还含有带有毒力的病原体，为什么进入人体后不是致病而是起到保护作用呢？这是因为疫苗抗原刺激机体产生的免疫应答具有高效性和特异性，我们的免疫系统具有记忆力，当建立起免疫应答后，机体再次接触到此类病原体，就可以迅速生产出保护性抗体，使机体获得特异性免疫力，从而避免了病原体对机体的伤害。

正因为疫苗的特殊性，不同个体接触后可能出现疫苗过敏反应。大部分疫苗接种是采用注射的方式，比生活中的过敏原进入人体的方式更加直接和迅速，如果发生不良反应，症状也会更明显，病程会发展得很快。所以，这就是为什么我们在医院里注射完疫苗之后，医院都会强制要求我们在候诊区等候十五到三十分钟的原因。

当然，即便如此，疫苗的不良反应也无法做到百分之百地规避。以下这个案例是本书主编之一的口述。

事件三　疫苗过敏反应 2

一个周末的午后，急诊科抢救室推进来一个 20 多岁的男生，陪同他来的是他的父亲，说自己的儿子中午饭后突然感觉很难受，胸口和后背疼痛难忍，同时胸闷、喘不上气。

当时我们的第一反应都是：急性心肌梗死！于是立即将这个男生纳入心梗绿色通道，吸氧、心电监护，完善心电图、抽血查心肌损伤标志物、心肌酶等，但一系列检查下来，男生的心率、血压都正常，血氧饱和度也没有问题，心肌酶、肌钙蛋白完全正常，心电图也未见到异常表现。

男生还在间断呻吟，但既然排除了心肌梗死的可能，我们暂时松了一口气，至少目前还是比较安全的。

不过，他到底是什么病呢？我们又仔细对他怎样发病，发病之前在做什么，今天有没有吃过什么特殊的食物，除了胸痛、胸闷，还有没有其他症状等病史进行了仔细询问，在查体时我们注意到一些情况，他的脖子皮肤上有大片发红的风团，还可见抓痕，他又自述说早上起来胃也很难受，到卫生间吐了一阵，中午来医院之前的粪便也是稀的，还伴有腹部一阵一阵的绞痛。

此时，躺在病床上的他似乎看起来呼吸困难越来越严重，说话声音也越来越小，又过了几分钟，他突然开始抽搐起来，随即血压猛地降到了80/50 mmHg，心率下降至 40 次 / 分，人昏迷过去。

抢救室里一阵忙乱，抢救车已经待命，护士立即给男生静脉推了一支阿托品、一支肾上腺素。我戴好手套、提着喉镜，随时准备气管插管，幸运的是大概过了 1 分钟，他的血压开始稳步上升，心率 100 次 / 分，指尖血氧饱和度为 98%，意识也慢慢好转，半小时后稳定在了 124/84 mmHg，心跳 78 次 / 分，大家长长地松了一口气。

大家对于这位患者的病因仍然心存疑惑，到底是什么原因让他在 30 多分钟的时间里在生死之间徘徊了一次。

等到患者意识恢复、生命体征平稳之后，我们对他的病史进行了详细的询问，将他这几天的活动一件一件分析、排除，最后终于找到了原因。

一天前，这位男生和女友在小区里看见一只流浪猫，因为女友比较喜欢小动物，所以他俩就准备去逗一下小猫，谁知那个毛茸茸的小家伙可能被吓到了，直接给这位男生手上来了一爪。因为是流浪猫，估计也没有正规注射狂犬疫苗什么的，所以他赶快去社区医院注射了狂犬疫苗，然后按照医院的规定在留观区待了 30 分钟，感觉没有任何不适就回家了。回去以后的下午，他还去打了羽毛球，一切如常，直到今天上午突然发病。

事后，我们也查阅了一些资料，最后得出结论：这位患者应该是发生了迟发的疫苗过敏反应。常见的过敏反应多为速发型，也就是在接触过敏原后数秒钟或数分钟内发生，但是仍然会有小部分过敏反应会发生在接触过敏原后一天到数天，多见于某些抗生素使用后。这例患者发生迟发型过敏反应要考虑几个因素，一是个体原因，二是可能和他在疫苗接种后进行了较为剧烈的运动有关，一般接种疫苗当天，医生都会叮嘱接种者避免剧烈运动、多休息，就算是再好的体质，也不能大意。庆幸的是这位患者身体基础条件比较好，所以在发生危险时很快纠正过来了，但是这样的冒险最好还是不要轻易去尝试。

事件四　青霉素过敏

说起青霉素，我们的父辈会更加熟悉，在他们那个年代，青霉素可是神一样的存在，作为 80 后的我们，可能都依稀还记得小时候生病发烧，坐在爸爸或妈妈的自行车后座到医院，一般屁股上挨的一针多半都是青霉素。随着医学发展，现在的抗生素种类已经翻了几番，抗生素分子上的活性基团变一变可能就有新一代抗生素产生，对于我们来说，头孢这个词会更熟悉一些，头孢第一代、第二代、第三代，现在已经是第四代产品了，还有诸如喹诺酮类、碳青霉烯类、大环内酯类等一大批抗生素，可是这个元老级别的抗生素一直都在医疗界占有一席之地，没有因为它的"老"而被淘汰。

青霉素是人类医药史上最重大的发现之一，在 20 世纪 40 年代以前，人类一直没有掌握一种高效治疗细菌性感染的药物，所以，当时的患者只要被细菌感染，医生们就只能眼睁睁地看着他离开人世。

为了改变这种局面，无数优秀的医学家和医生都在这个领域进行着艰苦的探索，希望能找到一种可以有效杀死细菌的药物。然而，这个看上去破局十分困难的局面却在偶然之中获得了革命性的突破。

青霉素的发现是一个十分有趣的故事，今天我们都知道他是由英国细菌学家亚历山大·弗莱明偶然发现的，但实际上这其中的过程比较复杂，也引发了一场不小的风波。

亚历山大·弗莱明发现青霉素这个故事的版本有很多，其中一个是这样讲述的：1928 年 9 月的一天，弗莱明在他那间简陋的实验室里做着实验，他当时正在研究一种病菌——葡萄球菌。也许是因为弗莱明的疏忽，他没有把培养皿的盖子盖好，以至于窗口飘落进来一颗青霉孢子，落到了培养细菌用的琼脂里。几天以后，弗莱明再次关注培养皿的时候，他惊讶地发现，青霉孢子周围的葡萄球菌竟然都死光了。于是弗莱明据此断定，青霉会产生某种对葡萄球菌有害的物质，从而消灭葡萄球菌。根据这个发现，弗莱明发明了抗菌药物青霉素。

这个故事能否经得起推敲呢？后来有人指出了故事里一些不合乎逻辑的细节。他们的理由是：首先故事是弗莱明本人讲述的，他在讲述过程中出现了一些没有必要的细节被记得非常清楚而重点的地方又被忘得精光的情况。比如当时英国伦敦圣玛丽医院里弗莱明实验室的窗户根本就没法打开，那么青霉孢子又是怎么飘进实验室的呢？

第二，弗莱明用来生产青霉素的青霉被称为点青霉，那更是个罕见的东西，根本不可能到处飘散在伦敦的空气中。而且按弗莱明所说的青霉的培养条件，青霉孢子是无法生长的。这个说法是基于当时很多医学研究者都试图重复弗莱明的实验，然而他们统统都遭到了失败，把青霉孢子放进长满葡萄球菌的培养基上，起不到任何抗菌的作用。

在经过反复的论证之后，青霉素的发明过程经过各种修修补补，向世人交出了他们认为的真相：第一，弗莱明的点青霉孢子并非是从窗外飘进来的，而是来自圣玛丽医院的真菌学实验室。弗莱明确实有一个不好的习惯，他不止一次因为马虎而忘记给细菌培养皿盖上盖子。天长日久，细菌培养基被真菌学实验室飘过来的青霉孢子污染不会是偶然的事。第二，弗莱明以为的落下一颗青霉孢子就能杀死细菌完全是错误的想法。孢子首先要长成青霉菌落，等青霉成熟产生孢子才能分泌青霉素。第三，葡萄球菌是放置在 35℃ 的温箱中进行培养的，在这个温度下青霉根本无法生长，又怎么可能去对葡萄球菌"开战"。这一点甚至影响了后面很多人——因为连温度都不正确，他们当然无法重复弗莱明的发现。弗莱明的助手罗纳德·黑尔在一次偶然的实验中后来发现了这一点——青霉的最佳生长温度是20℃。

现在我们能知道事情的来龙去脉了。弗莱明发现青霉素的过程比他讲述的要碰巧得多。1928年9月的一天，弗莱明在实验室里完成了葡萄球菌的培养后，将没有盖盖子的培养皿放到桌子上就愉快地下班了，开始了他为期一个月的度假。而他走后的那十来天，恰好天气十分凉爽，气温降到了适宜青霉生长的20℃，导致葡萄球菌们难以存活。后来的日子里，伦敦的气温上升，葡萄球菌又开始生长，但这时青霉已产生了足够的青霉素来杀死它们周围的葡萄球菌。

一个月后，弗莱明休假归来，他开始并没有注意到这个培养皿有什么不同，打算和其他被污染的培养皿一起扔进消毒池中。这时，他以前的助手刚好来看望他，弗莱明和自己的前助手一边交谈，一边打算给他看看葡萄球菌。于是他顺手从准备消毒的一堆培养皿中拿了最上面的还没被消毒液浸泡的，两人一起观摩，这才注意到异样。

我们设想一下，如果弗莱明没有去度假；如果飘到细菌培养皿里的不是点青霉；如果那十多天里，伦敦的气温没有降到20℃以下；如果消毒液淹没了所有的培养基；如果那一天弗莱明的助手没有出现……所有这些环节只要有一个没有发生，人类也许就和青霉素擦肩而过了。

这个观点，自然也有很多人反对，因为青霉素的发现虽然是个巧合，但弗莱明其实不是第一个发现霉菌有抗菌作用的人。早在1870年，同样在伦敦圣玛丽医院工作的博登—桑德斯医生就已经观察到细菌无法在被霉菌污染的培养液中生长的现象。而受到启发的英国外科医生李斯特对此做了进一步研究，发现被青霉污染的尿液能抑制细菌的生长。后来他发明了外科防腐术，不知道是不是从这其中获得的灵感。1875年，英国著名物理学家丁铎尔就青霉能杀死细菌的观点发表了论文，得到伦敦皇家学会的注意。1877年，法国著名微生物学家巴斯德发现霉菌会抑制尿液中的炭疽杆菌的生长，为他发明炭疽杆减毒疫苗提供了思路。1897年，法国医学生恩斯特·杜彻斯尼在博士论文中论述他的发现，即青霉能完全清除培养基中的大肠埃希菌（大肠杆菌），而且能防止被注射了伤寒杆菌的动物患伤寒。但他的研究成果没有引起当时医学界的注意；1920年，比利时医学研究者安德烈·格拉提亚和莎拉·达斯在法国巴斯德研究所工作时发现了青霉能抑制葡萄球菌在培养基生长，但他们的论文也被束之高阁。

也就是说，从1870年到1928年，近60年的时间，青霉素一直藏在孢子中，没有机会向人类展示它强大的灭菌能力。

弗莱明也许不知道法国人、比利时人之前的研究，但是英国人的研究他不太可能一无所知。实际上，弗莱明培养葡萄球菌可不是为了打发无聊时间，他的目的本来就很明确——发现抗菌药物，最好是溶菌酶。就在这个意外降临之前，他已经在寻找抗菌药物的道路上艰难跋涉了七年。

在发现了青霉的抗菌作用后，弗莱明立即想到，没准可以从其中开发出抗菌药物。于是他分离出了能抗菌的青霉提取液，命名为青霉素。1929年，弗莱明在《英国实验病理学》杂志上发表了自己的论文。

不过，弗莱明在经过又一段时间的研究后，逐渐对青霉素药物失去了信心。因为青霉素很难成批生产和提纯，口服不能被人体吸收，注射又只几个小时就从人体的尿液排泄出去，根本来不及在人体内发挥抗菌作用。所以，他认为青霉素不实用，虽然从1930年开始他还在实验室提取青霉素，但主要是从细菌学研究的角度将之用于研发疫苗，这是因为青霉素只是抑制某些种类的细菌的生长，可以用来帮助分离、纯化不受其影响的其他种类的细菌。

1938年，犹太人恩斯特·钱恩从当时的纳粹德国逃到英国，在药理学家霍华德·弗洛里开设的实验室工作，工作内容是研究天然抗菌物。一天，他读到了弗莱明在1929年发表的论文，对此很感兴趣，于是设法提取出了一些相对比较纯的青霉素，想在老鼠身上试试。

不过，钱恩当时的身份是生物化学家，没有资格用动物做实验，他只好求助于弗洛里。但弗洛里对这件事却没有什么兴趣，十分冷淡地拒绝了钱恩多次的要求。直到有一天，实在没有办法的钱恩趁弗洛里外出，找一个同事帮忙，给两只被细菌感染的老鼠注射了青霉素。

经过一段时间，两只老鼠神奇地康复了。这一次，弗洛里终于放下了自己的观点，四处召集，倾力打造了一支强大的研发团队，生产出了更多、更稳定的青霉素，开始了青霉素在人体的实验。

这一次，青霉素终于向世界展示出它的强大，美国率先投入了大规模的生产，将青霉素用于拯救盟军受伤的战士，避免因受伤感染导致的死亡。从1940年到1945年第二次世界大战结束，青霉素挽救了整个盟军12%~15%战士的生命。

1945年，弗莱明、弗洛里、钱恩三人因为对青霉素发现的贡献，获得了当年的诺贝尔医学奖。现在我们一般都把弗莱明看作青霉素最早期的发现者，但青霉素能从实验室走向临床，成为救人无数的良药，还得归功于钱恩和弗洛里。

1945年底，青霉素的工业化生产正式拉开帷幕，它因为在第二次世界大战挽救无数盟军战士的生命而被捧上了神坛。

最早，人们采用的是固体表面培养法，即把固体培养基与青霉菌菌种的液体混合，放入培养皿中，保持温度，进行发酵。等发酵结束后，再用水将产生的青霉素由固体培养基中浸提出来，制成干粉。

但这样的生产方法存在许多问题。第一，要获得足够数量的青霉素需要大量的培养基和培养室，占用的厂房会非常大，这样做会加大温度控制的难度，而且它的劳动强度非常大，工人们十分辛苦。第二，青霉素在发酵过程中，为了通风，培养基几乎是暴露在空气中，那么各种微生物势必造成大量污染，影响发酵的纯度。

因为这些客观的困难，表面培养法生产的青霉素的数量和效果都很低，而成本倒是很高。于是，科学家们研究出了新的方法——改变固体表面培养，采用液体深层培养。所谓液体深层培养是使用液体培养基在固定的容器内通入无菌空气进行培养。这项技术的难点在于必须保证发酵过程中，青霉液不被其他微生物污染。

发酵开始前，工人们对培养基和有关的整套发酵设备如管道、阀门、取样器、空气过滤器等用高温蒸汽的方式进行灭菌，杀死所有的微生物；然后，工人将温度热到10℃以上，保持一定时间后，冷却到室温后再接入纯的菌种进行发酵；发酵设备如发酵罐、管道、阀门等全部密封；青霉菌在发酵过程中生长和产生青霉素均需要氧气，在发酵过程中工人们必须不间断地向发酵罐内的发酵液中送入空气，以供给足够的氧气。如果通入的空气中含有微生物，就会发生污染，使发酵失败。因此，通入的空气又必须是无菌的。为了保证这一点，人们对通入的空气先进行无菌处理，如过滤、灭菌等。

从1945年青霉素开始量产到今天，青霉素的生产水平和生产技术得到不断完善和创新，使青霉素生产所需的厂房、劳动强度、能源消耗、原材料等大大降低，为青霉素在临床上的大量使用奠定了坚实的基础；科学家也利用各种遗传学方法对产生青霉素的菌种进行大量的改造，不断改进培养基和发酵条件，完善设备。特别是进入21世纪后，人们对青霉素在微生物中的合成路线和相关的代谢途径进行了全面研究，发现了控制和调节青霉素合成和代谢的许多细节。

青霉素杀菌治病机制是怎样的呢？在这里，我们可以简单地探寻一下：当年科学家们研究发现，青霉素的作用主要是抑制细菌细胞壁的形成。举个例子，如果猎手在狩猎时，将一只动物的皮活剥下来，它当然也是不能活的。细菌的细胞壁被破坏，它们也就不能够繁殖而只能慢慢死去。这样，也就达到了抑制细菌和治病的效果。

随着对青霉素进一步的研究，科学家将目光投向了它的化学结构与药效的关系。他们发现，青霉素分子由两部分组成，第一部分由一个四元环和一个五元环并在一起，组成了分子的活性部分。科学家们将之称为"母核"，它就是青霉素抗菌活性的关键，如果四元环被破坏，青霉素也就失去了抗菌的活性；第二部分是与之连接的侧链，如果改变侧链的结构，母核的稳定性也就同时改变。这个发现让科学家们开启了另外一条思路——如果从某方面改变了侧链的结构，那是不是可以增加青霉素对致病菌破坏的能力呢。不仅如此，也许还可以扩大青霉素的抗菌谱，增加它的耐酸性，使之可以口服。而且，在一定程度上也可以减低人体对青霉素的过敏性。这个发现让科学家们找到了对青霉素更加广泛运用的大门。经此，对青霉素结构的改造轰轰烈烈地展开了。

科学家们又经过多次的实验，想到了一个办法——利用化学方法将青霉素母核上的侧链"切下来"，在获得母核后，再利用化学方法给母核接上一个新的侧链。

这样，如果科学家们能得到经过改造的"半合成青霉素"，就能改变过去青霉素遭破坏和耐受致病菌抗菌能力低的局面。比如过去打一针普通青霉素要 80~100 万单位，而现在打半合成青霉素，只需要 50 万单位甚至更低就可以达到同样的治疗效果。

不过，想要用化学方法来改造青霉素母核很困难，需要在很低的温度下进行操作，一不小心就会失败，青霉素会被毁得干干净净。这个办法是在 20 世纪 50 年代想出来的，当时，科学家们在微生物中发现了一种能够将青霉素的侧链"切除"得到青霉素母核的生物酶。

科学家们将这种生物酶取名为青霉素酰化酶，但它在当时并没有引起注意，直到 20 世纪 70 年代，半合成青霉素的概念才深入人心，需要大量青霉素的母核时，终于有人想起它。

于是，青霉素的时代，才算是来临了，我们今天用到的氨苄西林、阿莫西林就是这样诞生的。

继青霉素的发现和在临床上的应用后，每年都有新的霉素被发现，人们将这个家族整体命名为抗生素。到目前为止，人类从微生物中发现的抗生素有近 2000 多种，在工业上生产并在临床上应用的抗生素有近 100 种。

不过，青霉素也有一个让人十分头疼的缺点。20 世纪 50 年代，青霉素开始大量在临床上使用，一个病人每一次注射青霉素只需要 20 万单位就能获得很好的疗效，而到了 20 世纪 90 年代，一个病人每一次注射的青霉素需要 80~100 万单位，用量几乎增加了近 4 倍。在不到半个世纪的岁月里，病人需要注射的青霉素用量大幅度增加，而青霉素的提炼技术也比几十年前成熟很多，这难道是因为青霉素质量反而不如从前了吗？

答案是否定的，当今的青霉素质量不仅不比从前生产的青霉素质量差，反而还有大幅度的提高。其主要原因是由于人类社会长期、大量地使用青霉素，特别是不科学地滥用青霉素，使许多致病菌对青霉素产生了耐药性。因此，临床上不得不增加青霉素的用量，以保证治疗效果。

所以说，青霉素及其后来衍生出来的抗生素家族，就是这样一个让人类又爱又恨的家伙。在青霉素过敏反应面前，造影剂和疫苗给人体带来的过敏反应只能算一头温顺的小白羊。

在青霉素的研发和救治病人的历程中，无数人靠青霉素活了下来，但同时也有相当一部分人因为它在人体内引发的过敏反应而付出了生命。

几十年来，科学家们经过不懈的研究，为青霉素制定了一系列严密的使用规则，就是为了防止青霉素对人体的过敏反应夺去病人的生命，这恐怕也是其他药物享受不到的待遇。

患者到医院看病，经过医生诊断需要使用青霉素后，护士都会先给患者做"青霉素皮试"。皮试是皮肤敏感试验的简称，就是因为青霉素应用中发生过敏反应的概率较高。为了防止这样的情况，尤其是严重的过敏反应发生，医学规定了青霉素在使用前必须给患者做皮肤敏感试验，如果皮试的结果为阴性，患者才可以继续使用青霉素，如果结果是阳性，则禁止该患者使用青霉素。

皮试开始时，护士会在患者的手腕处注射皮试液，然后等待十五分钟，如果注射处没有出现红肿现象，没有红晕和皮肤硬块，说明皮试结果是阴性。

青霉素引发人体过敏的主要原因是因青霉素降解的产物青霉烯酸、青霉噻唑酸以及其聚合物而起。它们作为半抗原进入人体后与蛋白质或多肽分子结合成全抗原，其中最主要的是青霉噻唑蛋白。它不仅在人体内形成，在青霉素生产过程或贮存过程中也可以产生。

青霉素的过敏分为速发型过敏和迟发型过敏，以前者较为多见。速发型过敏一般在给药后数分钟至一个小时内发生，症状表现为全身瘙痒、荨麻疹、支气管哮喘发作、急性喉头水肿等，严重者出现过敏性休克。在几十年前，青霉素造成的过敏性休克发生率不低，因此，对于青霉素使用前要做皮试这个操作，大家的认知度还是挺高的。迟发型过敏是在患者给药后超过一个小时甚至数天内都可能发生，症状一般为皮肤瘙痒、红肿、片状红斑、水泡甚至片状脱落，还可以表现为发热、关节肿痛、淋巴结肿大、腹痛甚至溶血性贫血、肾功能损害等。

青霉素的发现开启了人类战胜细菌的新纪元，是人类历史上最伟大的发明之一，它为人类使用抗生素治疗传染病开辟了道路。青霉素被大量应用于临床后，许多曾经严重危害人类的疾病，如猩红热、化脓性咽喉炎、白喉、梅毒、淋病、结核病、败血病、肺炎以及伤寒等，都得到了有效的治疗。人类在大自然面前又多了一个有力的武器。同时，我们也要警惕青霉素在使用过程中给人体造成的负面影响，警惕青霉素过敏，尤其是警惕过敏性休克的发生。

临床工作中，对于有青霉素过敏病史的患者，我们原则上不再使用青霉素治疗，甚至头孢类抗生素我们也会谨慎使用，密切观察使用过程中有无发生不良反应。对有青霉素过敏性休克病史的患者，我们连头孢类抗生素都会避开使用，而选择喹诺酮或其他的抗生素。

有一个案例，也许非常能说明问题，是我在外出学习交流时听邻省的同行讲述的。他的经历是这样：

一天晚上，急诊科罕见地没有遇到特别紧急的病人，正在大家都松口气的时候，住院部那边却来了事情。

住院部的护士们推着一个昏迷的中年男子冲进急诊科，说刚才他们病房里一个探视病人的中年男子忽然倒地休克了，让我们急诊科的医生赶紧处理。

病人的症状非常明显，起皮疹、咽喉肿胀、呼吸困难、最开始呕吐了一地，血压低至收缩压 80 mmHg、舒张压 50 mmHg，意识不清。

不过，原因这次不用我们判断，随行过来的护士告诉了我们一件让所有人都觉得不可思议的事情。

这个病人本来是来医院探视朋友的，当时他朋友正在接受静脉滴注青霉素注射液，本来也没有什么事。但就在护士换药的时候，他自己也不知道怎么想的，拿起几乎空了的瓶子凑到鼻子边闻了闻。

就这么一下，他就被送到急诊科来了——比较严重的青霉素过敏反应。

知道了病因，救治就简单了，大家怀着一种不知道该说什么的心情开始了晚上的又一起抢救。

好在病人发现及时，又是在病房里出事，在被注射了肾上腺素、糖皮质激素和服用抗组胺药后，生命体征稳定了下来。第二天早上，当他睁开眼睛时，还一度无法相信自己只是到医院看望老朋友，却差点把自己的命搭了进去。

这起病例也给我们上了一课，对于青霉素过敏的诊治，我们有着充分的训练，但以前其实一直关注的是注射青霉素的患者，却忽略了，人群中也许真有少数的人，对于青霉素的敏感程度到了极致，哪怕是闻到挥发出来的青霉素气体，也会发生过敏反应。

到这里，因药物过敏而发生危及心脏安全的讲述就告一段落了，相信广大的朋友们了解了医院的治疗手段、疫苗、青霉素药物安全使用的事项后，就会更加明白该怎么样去保护我们的心脏。

第二节 来自生命之源的教训——溺水带来的心搏骤停

溺水，是一个老生常谈的话题，每年夏季来临前，我们急诊科医生都会花上大把时间去各个社区、学校做溺水的安全教育。但就实际的效果来说，我们工作的努力似乎没有取得多么可喜的成绩——每年，各个年龄段、各性别及不同职业的人群中，溺水事件的数量仍是不输往年，情况多种多样，包括：更多的人下水前不做热身、对于水的环境不熟悉、游泳池发生意外等。

我们多希望这样的悲剧不再发生。俗话说："欺山莫欺水"，意思是说山再高，你总能看见其危险的地方，引起足够的重视，而水就是深不可测了，表面上看起来波澜不惊，可是谁又能知道这片平静下藏着多少惊险呢。山高能见峰，水深则无底，古人还有一句话："善泳者溺"，意思就是说越是精通技艺的人越要谨慎，很多意外往往就是发生在"我以为可以""我认为没问题"这些观点之下。

这两句话具有很好的警示作用，水之于我们人类固然可以说是"生命之源"，游泳也是一项非常棒的运动，既能锻炼身体，还有降温解暑的作用，可是我们一旦掉以轻心发生溺水，就会导致悲剧的发生。试想一下，当人身处于一片水花中时，脚踩不着底，此时心里是怎样一种惊慌和无助，脑子里一片混乱，除了求生欲让我们拼尽全力试图挥手呼救，还能做什么呢？但是，这种扑腾可能会加速让水呛进你的气道，一点点淹没气道，直至窒息。对于我们搞急诊的医生来说，最不愿意经历的抢救事件就是溺水，因为这是一件本来完全可以避免的事情。每年的夏天，我们也都会不止一次地处理因为各种原因溺水的病人，其中占据相当比例的都是小孩子，更是不止一次见到惨剧发生，家属在现场或者抢救室里痛不欲生。那样的情景，即便是每天面对生死的我们也非常难受。

那么，溺水究竟是怎样发生的？会对人体造成哪些伤害？发生溺水时又应该怎样救治呢？这一节，我们就来仔细聊聊这个话题。

溺水，是指人淹没在水里或其他液体介质中受到伤害。当然，在普通人眼里，人会淹死就是因为人沉到水里以后，呼吸道和肺被灌进大量水引起缺氧窒息。但从医学角度上来看，人溺亡在水里，也是有一个过程的。

无论是否熟悉水性，每个人都有可能在水中面临死亡的威胁，不慎落水、游泳池溺水甚至滑倒在自家的浴缸里。人体在溺水后数秒钟内，会本能地屏住气，阻止水进入自己的气管和肺部，但如果不能很快脱离水源，憋不住气之后人体就会引起潜水反射，出现呼吸暂停、心动过缓和外周血管剧烈收缩的现象，人体这种自救是为了保证心脏和大脑血液供应。但溺水继续下去，人体内的高碳酸血症和低氧血症到来，刺激呼吸中枢，就会进入非自发性吸气期。这个时候，人的意识和体力已经无法控制呼吸，大量的水随着人的呼吸涌入呼吸道和肺泡，充塞其中导致人体严重缺氧、代谢性酸中毒和加剧高碳酸血症。此时溺水者神志已经丧失、呼吸逐渐停止及大动脉搏动消失，处于临床死亡状态。这一过程中，每一个溺水者因为个体身体素质、溺水持续的时间长短、水吸入量多少，各自的感受会有较大的差异。

除了水进入人的呼吸道和肺部引发窒息之外，水还会进入人的血液循环中，改变血液的渗透压，造成人体电解质紊乱和各器官组织受到损害，最后呼吸停止和心脏停搏而死亡。人溺水的后果可以分为非病态、病态和死亡，过程是连续的。如果是轻微的溺水，没有对人造成多大的损害，这个时段称为非病态；人溺水严重，出现了各种症状称为病态；最后，因为无人救援或抢救无效，溺水者失去生命，才进入死亡状态。而前面两种状态都是有机会逆转死亡的。

溺水根据水源的性质，又分两大类，即淡水淹溺和海水淹溺。发生在江、河、湖、池中的称为淡水淹溺，是因为它们的水是淡水，一般属于低渗透液。淡水进入人的呼吸道后会影响通气和气体交换，造成气管、支气管和肺泡壁的上皮细胞的损伤，减少肺泡表面的活性物质，引起肺泡的塌陷，阻滞气体交换，造成人体严重缺氧。淡水在进入人体血液循环后会稀释血液，降低血液中钠、氯和蛋白质的浓度。血液中的红细胞也会在低渗的血浆中破碎，在血管内产生溶血，导致高钾血症。而溶血后过量的游离血红蛋白还会堵塞肾小管，引起人体急性肾衰竭。同时，溺水还会造成人体的心室颤动而让心脏停止搏动。海水溺则因为海水中含有氯化钠和大量的钙盐、镁盐，使海水对人体呼吸道和肺泡具有更强的化学性刺激作用，会让人体肺泡上皮细胞和肺毛细血管内皮细胞受到比淡水更大的伤害，大量蛋白质及水分从肺间质和肺泡腔内渗出，会引起急性非心源性肺水肿。海水中的钙盐进入血液后又会导致人心律失常，进而心脏停搏，镁盐则会抑制人体中枢和周围神经，让人体横纹肌失去力量，让血管持续扩张造成低血压。

溺水者在临近死亡被救当然是件好事，但也会经受极大的痛苦。从临床症状来看，他们大多会出现头痛或视觉障碍、会剧烈地咳嗽，咯出粉红色泡沫样的痰、胸口疼痛、呼吸困难，如果是溺海水者还会极度口渴、打寒战和发热。溺水者刚被救出时，脸一般都会肿胀，眼球结膜充血，口鼻中满是水源中的杂质。精神上，溺水者会交替出现烦躁不安和抽搐昏睡的症状，此时他们的呼吸也会非常浅和急促，检查肺部能听到干、湿啰音甚至喘鸣音。同时，溺水者的心律也处于失常，头部和颈部会出现损伤。

当然，现代医学发展到现在，对于溺水已经有了一整套完备的救治体系，我们先来看看，如果在水中发生了溺水状态应该怎样自救。

当溺水发生时，如果自己不熟悉水性，我们可以采取如下方法自救：心中不要惊慌，头部朝后仰，使自己仰躺在水面上，尽量使鼻子露出水面。呼吸可采用一种技巧——吸气比呼气深，即深吸气、浅呼气，这是因为人在深吸气时，人体比重会比水略轻，能浮在水面上。此时我们一定要沉住气，手臂及身体不要乱动，否则下沉会更快，慢慢地划动双手朝浅水和岸边靠近。

另外一种情况大多发生在会游泳的人群当中，因为这类人对于水没有恐惧感，能让他们遭遇溺水的情况一定是特别的事情，比如抽筋。

当然，抽筋可不管你会不会游泳，那么遇到这样的情况该怎么办呢？

抽筋指的是人的肌肉强直性收缩。人在没有充分活动肌肉的情况下下水，肌肉受到冷水的刺激，很容易发生抽筋，如果这时人处于深水中就很危险。

抽筋产生的部位不同，处理抽筋的办法也不相同。

如果是手指抽筋，此时我们应该将手握成拳，再用力张开，然后又迅速握拳，如此反复直到抽筋解除；手臂抽筋，我们同样应该将手握成拳头然后屈肘，再用力伸开，也是如此反复数次直到抽筋解除；小腿或脚趾抽筋，我们可以用抽筋小腿对侧的手握住抽筋的脚趾，用力朝上拉，同时用同一侧的手掌按压抽筋小腿的膝盖；最麻烦的是大腿抽筋，我们首先应该弯曲抽筋的大腿与身体成直角，然后弯曲膝关节，最后用两手抱着小腿，用力使它贴在大腿上并做震颤动作，最后猛地向前伸直。

淹溺导致的心搏骤停是淹溺最严重的临床过程，抢救刻不容缓。还记得前面讲心搏骤停章节时提到过的六环生存链吗？关于溺水的急救也有一条生存链，这个由欧洲复苏协会提出的溺水生存链包括五个环节，分别是预防、识别、提供漂浮物、救离水面和现场急救。预防是指下水前做适当热身运动、防止突然接触寒冷环境后发生抽筋等情况，或是不要到野外、不熟悉的地方游泳戏水。识别是这个生存链中比较重要的一个环节，我们经常会在一些媒体平台上看到让人触目惊心的溺水，很多时候是旁人未能识别到已经发生溺水，没有进行及时的救助而出现的悲剧。小朋友发生溺水时，实际情况往往不是拼命呼救，有可能是无声的，甚至是站在水里一动不动，或是低头在水里不动，旁人还以为他是在练习水下憋气。当然，只要淹溺导致心搏骤停，此时最重要的环节是立即进行心肺复苏，而对淹溺者的心肺复苏与通常情况下发生心搏骤停时的心肺复苏实施的步骤，在先后顺序上是有区别的。

传统的心肺复苏步骤为 C-A-B，即胸外心脏按压 - 开放气道 - 人工通气，但是淹溺者的心搏骤停是因为窒息导致，身体最核心的病理改变在于缺氧，因此心肺复苏的顺序变成了 A-B-C-D，即尽早开放气道 - 人工通气 -

胸外心脏按压－早期除颤，这时候，保持气道的通畅和呼吸的支持就成了需要首先解决的问题。

我们按照 A–B–C–D 的顺序来将一将，学习一下怎样正确去救治一位发生心搏骤停的溺水者。

A，即开放气道，解开溺水者的衣服和腰带，清除溺水者口腔和鼻腔中的淤泥、杂草（野外水源溺水者大多有）、泡沫和呕吐物，保持他们上呼吸道的畅通。如果溺水者口中有义齿、牙套之类的东西还应该马上取出，防止坠入气管。如果溺水者喉部有阻塞物，应该将他们的脸部转向下方，在其后背用力拍打，将阻塞物拍出气管。有的时候，如果溺水者牙关紧闭，我们必须走到他们背后，用两手拇指顶住他们的下颌关节用力朝前推，同时用两手示指和中指向下扳他们的下颌骨，将口掰开。

以前讲溺水的时候，在这个步骤往往会涉及一个名词"控水"，那究竟应不应该在心肺复苏前先"控水"呢？其实，大多数时候淹溺者吸入的水并不多，且吸入的水很快就进入到血液循环中去了。有的溺水者在水中因为惊惧，发生喉痉挛，此时气道闭锁，即便有少量水分进去，也会很快进入到人体的血液循环中，所以没有必要专门去消除气道中的水。再有用吸引以外的任何方法去控水都是没有效果的，倒是有可能让胃里面的内容物反流造成气道堵塞，造成溺者的窒息。因此，此时无需对溺水者进行各种方法的"控水"，包括将躯体倒置或者海姆立克法等。

B，即人工通气，将淹溺者开放气道后，用 5~10 秒的时间尽快评估溺水者有无自主呼吸，包括观察胸廓有无起伏、用耳朵在患者鼻孔处感受有无气流等方式。如果患者没有呼吸，应给予 2~5 次人工通气。

C，即胸外心脏按压，方法同常规 CPR 一样，按照按压与通气比为30：2 进行。提醒大家一下，不建议在水中进行胸外心脏按压，一是效果不好，二是在水中按压不符合脱离危险环境再进行抢救的原则，对施救者有一定风险。

D，即 AED 的使用，方法也是同前面章节讲到的一样。这里也要提醒一下，AED 不能在水中进行，道理大家都懂吧，但是可以在雪地上或者冰上进行。

上面讲的淹溺是大家最为熟知的情况，还有一种特殊的淹溺，在医学上被称为"干性溺水"。

干性！没有水，也能被淹溺？

是的，干性溺水也叫干性淹溺，是指人在涉及深度较小的水时，如果受到强烈刺激，比如：寒冷刺激、严重的惊吓、过度的惊恐和紧张时，因机体应激反应可能导致喉头痉挛，使声门关闭，不能正常呼吸继而缺氧，严重时甚至会出现窒息而死，俗称"呛死"。值得一提的是，有时候在服药或是饮水过程中严重呛咳也会导致干性淹溺的发生。

干性淹溺的症状是，人首先会口唇发干，继而呼吸困难、颜面肿胀，再接着会嗜睡、倦怠等，接着就会出现昏迷、窒息甚至死亡。

从发病机制来看，干性淹溺主要会引起脑水肿和窒息后反射性的恶性心律失常和心搏骤停。

干性淹溺因为起病隐匿，容易被忽略，甚至存在迟发的可能，从某种程度上来说其危害超过了湿性溺水，尤其是对于一些初学游泳的儿童来说，他们可能会在学习过程中出现一些呛水的情况，在离开泳池数小时或者数天后发生干性淹溺。这种迟发性溺水的症状通常有以下几个特征：第一，孩子会出现明显的头晕、头痛并伴随着视觉障碍，甚至会出现短暂的意识丧失，突然昏倒；第二，如果症状出现在呼吸系统，孩子会突发剧烈的咳嗽、胸痛、咳出粉红色的泡沫样痰，呼吸困难随之而来；第三，迟发性溺水的孩子也会出现明显的寒战，发热和周身寒冷交替出现，第四，迟发性溺水的孩子会皮肤发绀、颜面肿胀伴眼球结膜充血，出现烦躁不安、抽搐、嗜睡等症状；第五，循环系统也开始出现问题，随着心律失常、胸闷、气短，心搏骤停随之而来。

干性淹溺听上去让人感觉很离奇，但却是真实存在的临床现象，本书主编在急诊就遇到一例特殊的病例，虽然过去好几年时间了，但是经历这么一次，足以让人一辈子难忘。

8 月的一天下午，气温爆表，急诊科抢救室里难得的平静，除了窗外的蝉在树上叫得让人有些许烦躁，大家正在感叹抢救室这样安静的时刻不容易见，突然，一声声"医生，救命啊，救救我女儿"瞬间把大家拉回到现实中来，随着声音越来越近，抢救室门打开了，一位 30 多岁的爸爸怀里抱着一个小女孩直接冲了进来，扑通一声跪在地上，"医生，快，快救救我孩子。"我们仔细一看，男人怀里那个小女孩大概四五岁，意识不清，嘴唇发紫、脸色苍白。

我们赶快接过小女孩放在抢救床上，吸氧、安置心电监护，此时小女孩已经是昏迷状态，心跳越来越慢，瘦弱的身子开始有些抽搐，不到两分钟时间，小女孩心跳停了，护士老师立即建立静脉通道，开始推注抢救药，我开始胸外按压，儿科医生快速进行了气管插管，接上呼吸机，我们围在病床旁拼尽全力去挽救这个年轻的生命，她太小了，还没好好去感受这世界的美好。时间一分一秒过去了，30 分钟，我们没有放弃，继续进行着心肺复苏的步骤，大家的信念一致，就是想把小女孩从死神手里夺回来……40 分钟过去了，终于，在接近一个小时的心肺复苏后，小女孩的心跳终于回来了，看着心电监护上出现的一次次有节律的心跳，我竟然激动得哭了。

事后，小女孩的爸爸跟我们讲述了事情经过。暑期，他带女儿去游泳馆上游泳培训班，但因为女儿第一次上游泳课，畏畏缩缩不敢下水。他当天工作上有些烦心事没处理好，接完电话后看到女儿在教练的催促下依然扒在泳池的栏杆上。这个爸爸不由得心里来气，上前掰开女儿的手硬将她推到了泳池里。他当时想的是，女儿身处在浅水区，蹦跶几下就没事了，再说学游泳不克服对水的恐惧怎么行？

女儿确实也如他所言，在水里扑腾了几下，呛了几口水就站住了，但一张小脸吓得煞白，教练上前耐心指导了好一阵子才开始练习基础动作。

等游泳课结束，他开车带着女儿回家时，却在车上发现女儿不对劲了——脸色苍白，身体发抖。一开始，他以为是女儿被他在游泳馆的举动吓到，没缓过劲来，还温言安慰了几句。再过了十多分钟，坐在后座的女儿开始咳嗽，嘴角流出了粉红的唾沫，眼睛里全是血丝，人也倒在了后座上，于是，他直接一个转弯朝医院开来。

此时，我们才有时间对这位大大咧咧的父亲和得知消息匆匆赶来的母亲进行了批评。他们的女儿就是典型的干性淹溺，小姑娘本来就怕水，父亲将她朝水里推的举动必然给她造成极大的惊吓和压力，再加上又呛了些水进入肺部，就更加引发了她对学游泳这件事的恐惧，也就出现了干性淹溺的症状。好在发现及时，如果再迟一段时间，这样一个花样年华的小女孩会遭遇怎样的未知就难说了。

这个病例十分典型，如果家长大意一点，抢救再晚一些，估计这个小女孩就永远离开我们了。所以在这一节的最后，我们还是要呼吁一下，一定要保持对水的敬畏之心，只有做到科学地预防和规避溺水，我们才能和水成为好朋友。

第三节　隐匿的刺客——中毒

说起中毒，你会想到什么呢？宫廷剧里的尔虞我诈？侦探剧里跌宕起伏的剧情？还是柯南、福尔摩斯？不要浮想联翩了，今天我们要讲的中毒没有剧情、只有"干货"，站在医生的角度，给大家详细解读一下什么是医学中的"中毒"以及中毒导致的心搏骤停又是怎样救治的。

中毒在医学上是属于一类比较特殊的疾病，相信大家在挂号看病的时候都知道内科、外科、妇产科、儿科等以及它们下面包括的各专科，但是从来没有找到看"中毒"的科室吧？

这是正常的，目前在国内绝大部分医院没有开设中毒这个专科，那么中毒的病人都在哪里看病呢？现在国内一些大型综合医院急诊科都会设病房，中毒病人就收治在急诊科病房，而没有开设急诊科病房的医院，中毒病人会被分流到消化科或者肾科治疗。目前，中毒在我国的发病率已经位列第五，排在恶性肿瘤、脑血管疾病、心脏病和呼吸系统疾病之后，每年都会发生各种各样的中毒事件。

那么，什么是中毒呢？医学上专业的解释就是人体接触毒物以后出现一系列的临床症状，严重者甚至会出现多个器官功能的损害，危及生命。毒物是导致中毒的罪魁祸首，品种甚多，绝不仅只有大家在影视作品里面熟悉得不能再熟悉的"鹤顶红""含笑半步癫""断肠草"什么的。据统计，在我国最常见的几种毒物分别是酒精、药物、食物、农药、鼠药，但是我们在临床工作时偶尔还会遇到一些奇怪的毒物，比如某些花草的茎干、叶子、果实，某些动物的器官……总之，让中毒患者中招的毒物有时候简直出乎你意料！而导致中毒的原因也是千奇百怪，最常见的是自杀和误食。中毒途径最常见的为经口食入，中毒有时候又极具隐蔽性，有的病人来就诊的时候压根儿就不知道自己是中毒了，他可能只是因为中毒导致的某个或几个症状来就诊，而这些症状也和普通内科疾病没什么两样。总之，面对中毒病人我们需要有强大的想象力和判断力，既要具备医生的诊断思维，还要具备侦探的嗅觉和敏锐的观察力。

毒物进入人体以后是如何捣乱的呢？经口服入的毒物大部分都是在肝进行代谢转化，最后经过肾以尿液的方式排出体外。毒物随着血液循环可以到达人体的各个器官搞破坏，最常见的症状为恶心、头晕、腹泻、腹痛、胸闷、心慌等。但是有一些毒物也可出现独有的症状和体征，在临床上一旦出现这些情况，对中毒的诊断具有指导意义，就好比破案找到了线索，这个时候医生就会顺藤摸瓜式地一步步揪出谁是真正的"凶手"。说到这里，本书主编之一在十多年前担任住院总医师时遇到的一个病例，印象特别深刻，至今只要给学生讲中毒的案例必然有它。患者是一位三十多岁的男性，在一个傍晚突然他的皮肤就变成了乌紫色，同事一看这情况就直接送医院来了。一般情况下，面对一个口唇、指尖都是发青的患者，我们首先考虑的就是心脏病或者肺部的疾病，是出现缺氧导致的，可是这个患者除了皮肤发乌这个异常，怎么也看不出其他有啥问题，精神好、步行来院、生命体征（体温、血压、脉搏、呼吸频率）完美，指尖氧饱和度和动脉血气检查的指标都正常，自诉有恶心和轻微头晕。一个大大的问号直接冒出我心底，难道是检测仪器出问题了？不太可能啊，当时我和值班医生都有点懵了，体征和检查结果完全不一致，这是什么情况？

不过，我就喜欢挑战高难度的病症，于是火速把心脏和肺部的检查安排了，立刻回到办公室搬出我的"武林秘籍"开始搜索起来，这本宝典记录了许多老师讲过的疑难杂症。到底是什么原因呢？我快速地一页一页翻阅，突然有一句话映入眼帘，"如果遇到不明原因的昏迷、呼吸困难、发绀，甚至心搏骤停的时候，不要忘了急性中毒的可能。"

对啊，会不会是中毒，但是什么中毒会出现这样的表现呢？我又是一阵猛翻书，突然眼前一亮，书上几行字犹如黎明中的一束光照亮眼前——"亚硝酸盐中毒的患者会出现全身皮肤和黏膜呈青紫色，尤其以口唇和指端明显。"

我心中大喜，这不就是我要找的答案么，于是我立刻冲回患者面前进行了病史补充询问。果然，这位患者午餐吃了从老家带来的泡菜，因为比较喜好这口，就吃得比较多，晚上就这样了。到了这时候，亚硝酸盐中毒的初步诊断已经有了，还差进一步去验证。我知道这个办法，到药房取了一支亚甲蓝注射液，因为它是在手术室术中被用于寻找窦道的常备药，所以很容易就找到了。给患者静脉推注进去接着验证奇迹的时候就到了，用药后不到10分钟的时间，患者口唇的颜色就逐渐恢复了红润，指尖的皮肤颜色也变正常了。看来亚甲蓝有效，至此"真凶"水落石出，就是亚硝酸盐搞的鬼，这一刻，我真有点小得意，心里居然还美滋滋的。

一说到中毒，故事就特别多，我们急诊科医生的话匣子一下就打开了。刚刚说到哪里了呢——中毒特有的症状、体征，我们统称为中毒综合征。现在我们再回到正题上来，简单介绍几个比较有特点的中毒综合征。如果遇到昏迷就诊的患者，查体时发现双侧瞳孔特别小（针尖儿大小），这个时候要考虑可能有阿片类药物或者镇静催眠药中毒，比如在日常生活中大家较为熟悉的安定、阿普唑仑；如果昏迷伴口唇呈樱桃红色，要当心一氧化碳中毒；如果出现莫名其妙的牙龈出血、身上皮肤瘀斑、瘀点，排除血液系统疾病的同时要考虑一下有没有鼠药中毒的可能；如果患者出现奇怪的心律失常，要警惕某些中药或植物中毒。有的时候，中毒病例就如一个个精彩的悬疑剧本，剧情跌宕起伏，我们身在其中，与其说在治病，不如说在"破案"。各种症状、病史、体征融合在一起，细嚼慢咽，凭着蛛丝马迹去一点点接触到真相。我在急诊监护室轮转的时候，有一次夜班来了一个患者，突发心慌气急，家属打120送来医院，急诊抢救室医生怀疑心脏疾病。一拉心电图顿时傻眼了，这是什么心电图啊，简直就是各种心律失常凑在一起打架。因为紊乱的心律，患者的血压也不太好，紧急收入了急诊监护室治疗，急召心内科医生会诊，我们俩站在心电监护仪前面惊呆了半小时，什么情况？就是心律各种的"乱"，无法理顺的"乱"。

我们仔细问了家属患者既往病史，未获得线索，据说这位患者长期务农，身体素质一向不错，没有什么心脏病的病史。既然理不出头绪，我们只能暂时给患者进行了营养心肌、吸氧等对症处理，并严密监测心电图和血压变化。大半夜的，我坐在患者床旁，看着心电监护仪上大大小小、波浪起伏的心跳变化，患者一阵一阵的呻吟在耳边萦绕，简直心乱如麻。医生不怕治疗疑难杂症，就怕在疾病面前束手无策。眼看天已经蒙蒙亮了，值得庆幸的是患者生命体征一直还算稳定，突然，他不呻吟了，心电监护仪上的心跳就这样毫无防备地转为窦性了。

这简直太魔幻了，患者之前乱七八糟的心跳突然找到了正确的节奏。天亮了，患者的各项指标也都趋于正常，我和心内科医生长长舒了一口气，相视而笑，美好的一天开始了！那么讲到这里，你们以为都结束了么。错！对于这么爱学习、爱钻研我，这样一个特别的病例，怎么可能就这样画上句号呢。我的脑子里一直在想，究竟是什么原因导致了患者如此紊乱的心律失常，而这么紊乱的心律失常怎么就自己恢复了呢？有了之前那次亚硝酸盐中毒的经验，我再次想到了有没有中毒的可能，在导致心律失常的毒物中最常见的有治疗跌打损伤药酒的重要成分乌头碱、活血化瘀用的川乌、草乌等。为了找到答案，我和患者家属再次进行了沟通，让家属再仔细回忆一下，发病前患者有没有吃什么特别的食物，或者有没有服用什么中药、中成药。

一开始家属是否认的，但提到中药，突然有人想起了一条线索，这位患者在发病的头一天因为肩颈不舒服，在当地医院看了中医，服用了几副中药，而且他服药之后还提到过有嘴麻的感觉，但是没太在意。

听到这里，我心中闪过一个念头：乌头碱中毒？于是赶紧让家属回家把中药带过来看一下。果然，我在药品包装的说明上找到了一味药——生附片，它的主要成分就是乌头碱。通常情况下，生附片需要熬制一定时间才能去除毒性，这位患者图方便，没有严格按照医生要求的时长来熬药，因此熬制出来的中药汤剂中含有乌头碱成分，患者出现嘴麻其实也是乌头碱中毒的一个表现。谜底再一次被揭开，这次经历也给患者好好上了一课，服药一定要严格按照医生的医嘱来执行，否则有的时候就会出大问题。

可以说，因为中国人的生活习惯，我们身边误食有毒动植物的案例比比皆是，民间流传很多食疗或食补的方子，追其根源，其实都是没有什么理论依据的，这些偏方或多或少成就了中毒的发生。每年我们都能遇到误食一种叫"滴水观音"的植物中毒抢救的患者，这种植物的根茎和一种食材——芋头外形非常相似，学名叫"海芋"，因为其外形观赏性强，是当下较流行的一种装饰性绿植，在公园、小区都能见到它的身影。它全身都有毒，从叶子到根茎，误食后可出现口唇发麻、腹痛等不适，严重者可导致窒息、心搏骤停。另外，一种比较常见的导致中毒的植物也是植物界"美人"一个——曼陀罗，又叫金洋花，外形酷似喇叭花，未开花的苞蕾和大家喜爱的秋葵花也很相似。大家可还记得金庸笔下的《神雕侠侣》，在这部小说中，让杨过生不如死的情花说的就是曼陀罗。民间关于曼陀罗作药的功效的说法颇多，因此每年我们都会收治不少因为误食或是当药服用的曼陀罗中毒的患者。曼陀罗全株都有毒，中毒的表现类似阿托品中毒，食用后约半小时就会出现症状，口干、颜面潮红、头痛、烦躁不安，严重者可出现精神症状，产生幻觉、哭笑无常，其至昏迷死亡。除了上述两种植物导致中毒外，还有误食夹竹桃、水仙花中毒的也不占少数。此外，一些动物的脏器也是民间比较喜爱的偏方，见得最多的就是鱼胆中毒病例，据说生食鱼胆有清热解毒之功效，殊不知，更有引起"肝肾衰竭之功效"。当然，每逢夏季雨水丰富时节，各种蕈类中毒就不用多说了，"红伞伞，白杆杆，吃完一起躺板板"，本来是当地流行的一首儿歌，描述的是毒蘑菇中的毒蝇伞的形象，现在也成了很流行的网络语。因为贪吃，人类中了不少毒，而解毒却完全不是影视剧情里那样服用几颗解药就可以解决。

中毒的救治是一门复杂的学问，经口摄入的毒物，清除毒物的手段肯定是洗胃，但不是所有的中毒都需要洗胃，比如误服强酸强碱，如洁厕剂，这种情况下洗胃，可引起消化道穿孔。再比如酒精中毒也是不需要洗胃的，因为酒精进入人体后吸收特别快，很快就进入血液循环了，胃里基本没有多少残留，而且酒精中毒的患者大多有神志不清，如果患者与医生配合不好，洗胃这波操作还容易导致洗胃液误吸入气道，引起窒息。大部分毒物进入人体后最喜欢的脏器是肝和肾，导致肝肾功能不全，需要给予保护脏器的药物，如果出现严重的肝肾衰竭，还需要通过血液净化的手段来替代脏器功能或者清除体内的有毒物质。有一些中毒还有特效解毒药，使用这些解毒剂可以起到很好的治疗效果，就是所谓的"解药"。还有一类比较特殊的中毒，中毒途径不是经口，而是经呼吸道，最具代表性的是一氧化碳中毒，每年冬季高发，大多是因为在比较封闭的环境里烧炭取暖，煤炭燃烧不充分产生的一氧化碳与氧气竞争结合血红蛋白，导致血红蛋白的携氧能力大打折扣，组织细胞缺氧，而我们的大脑对缺氧最为敏感，所以一氧化碳中毒的患者大多都会出现意识障碍。治疗一氧化碳中毒最有效的方法就是做高压氧治疗，把患者送到一个类似机舱的高压氧舱进行两小时的高压氧治疗，根据中毒程度安排疗程，效果非常好。还有一些更为特别的解毒手段，比如说甲醇中毒，就是新闻里会提到的假酒事件，甲醇中毒可导致失明、意识障碍，解毒的最佳药物其实不是药，而是用乙醇。你没听错，就是平时常出现在我们饭桌上的白酒，它是甲醇中毒的特效解毒剂。

中毒对人体的危害，除了上述提到消化道症状、各种脏器功能的损伤，最严重的后果还是心搏骤停，特别是重度有机磷农药中毒是目前国内因中毒导致心搏骤停最常见的原因，含乌头碱成分植物容易导致心律失常，也要警惕，还可见于意外伤害，比如马蜂蜇伤、毒蛇咬伤等，这些动物释放的毒素对心脏具有强大的抑制作用。中毒导致心搏骤停一般有三种情况，第一种，心脏先停跳，呼吸随之停止，多见于毒物对心脏有直接的抑制作用，例如乌头碱、雷公藤、汞、洋地黄药物中毒；第二种，呼吸先停，心跳后停，多见于有机磷农药、窒息性气体、镇静催眠药等中毒，这些毒物对呼吸的抑制作用更先于对心脏的抑制作用；第三种情况自然是心跳、呼吸同时停止，毒物的毒性很强烈，如氯气、硫化氢气体、氨气、氰化物等中毒，高浓度的硫化氢气体可以瞬间导致气道梗阻，窒息，心搏骤停，因此被称为"闪电式中毒"。毒物对心血管和呼吸系统可以产生直接抑制作用，或通过对全身的病理生理过程造成破坏而间接影响呼吸和心血管系统，这两个途径可单独也可联合导致心搏骤停的发生。相较于通常情况下发生心搏骤停的心肺复苏，中毒导致心搏骤停的抢救有一些特殊的地方，后者强调超长时间心肺复苏和特效解毒剂的使用。什么叫超长时间的心肺复苏呢？在前面章节的讲解中，我们提到过心肺复苏的时限一般为30分钟，超过这个时长的复苏没有太大意义。然而如果心搏骤停发生在中毒患者身上，心肺复苏的时间会延长到半小时以上甚至更长，这是因为中毒导致的心搏骤停大多数是因为毒物对心脏的直接抑制造成的，在心肺复苏的同时给予特效解毒剂治疗，心脏的抑制因素被解除，或是通过利尿、洗胃等治疗使毒物被清除，心跳恢复的概率还是比较大的，因此我们需要进行超长时间的心肺复苏，为患者争取更多的生存机会。

概括地说，中毒的现象离我们的生活不远，但也没有必要忧心忡忡，只要我们掌握了正确辨识毒物的知识和在生活中尽量远离一些化学品，就能起到预防和隔离的作用，最大限度地降低因为中毒而进医院的概率。

第四节　当猝死来临——心源性休克

在大家的眼里，身体里究竟哪个器官最重要？估计一大半的人都会毫不犹豫地说出"心脏"二字。的确，心脏就像一台发动机，没有发动机的汽车没法启动，没有心脏的跳动，也就意味着生命的终止。其实，说得准确一点，心脏应该叫"永动小马达"，从我们在娘胎里生根发芽的那一刻开始，心脏的搏动就开始了，没有一刻休息过，陪伴我们直到生命的尽头，可以想象，这样分秒无休的工作，中间出点岔子也是再平常不过的，甚至有些时候会出现罢工的情况。

心脏一罢工，在我们医生眼里可就是天大的问题了！

心脏出状况，有两种最为危急的情况，抢救过程堪比上演生死时速，什么是和死神赛跑，什么是分秒必争，在抢救室里体现得淋漓尽致。这两种情况分别是心源性休克和心源性猝死，两者前面都加了指示性很强的前缀："心源性"，它们之间有共性也有个性。前者的心脏没有停止跳动，只是因为各种原因导致心脏的搏动能力明显下降，无法向外周射出足够的血液，从而导致休克的发生。后者则是心脏停止了跳动，完全罢工，这也是最危险的一种情况。

我们先来聊一聊心源性休克。心源性休克在医学上指的是因为心脏功能减退，导致心脏这个输血泵泵血的能力下降，从而引起人体严重的急性循环衰竭的一组综合征。心源性休克是心泵功能衰竭到极限的表现，汽车的发动机坏了可以修理，甚至更换新的，可是心脏这个发动机一旦出问题，修理起来就是件难度巨大的工作，要更换那更是难上加难的事了。如果心脏泵血功能持续减退，不能维持其最低限度的心排血量，人体的血压就会迅速下降。重要脏器和组织供血严重不足，就会引起全身微循环的功能障碍，从而出现缺血、缺氧、代谢障碍等症状及脏器的损害。心源性休克的死亡率极高，而且即便及时有效地抢救挽回了患者的生命，预后也会非常不好。

导致心源性休克的病因有以下几种，每一种都足以让人心惊胆战。

第一种：心肌收缩力极度降低——打出去的拳犹如棉花拳，软绵绵。

引起这种情况的疾病主要有：大面积的心肌梗死；急性心肌炎；原发性或继发性心肌病，后者主要由各种感染、甲状腺功能异常引发；家族遗传性疾病，如肌营养不良、遗传性共济失调；药物性和毒性过敏性反应；心肌抑制造成，如严重缺氧、酸中毒、药物反应、感染毒素；心瓣膜病晚期；严重的心律失常等。这个时候做一个床旁的心脏彩超，我们会发现镜头里面的心脏在做蠕动，完全没有往日强有力的收缩节律。每年我们在急诊遇到的年轻的心源性休克患者多为重症心肌炎所致，发生在中老年人中的心源性休克更多的则是因为急性心肌梗死导致。

第二种：心室射血障碍——外周血管和脏器失去富含氧气的动脉血的滋养，变得有气无力。

引发这种病状的病主要有：大块或多发性大面积肺梗死，比如各种栓子：来源于体静脉或右心腔的血栓、羊水栓、脂肪栓、空气栓、癌栓和右心心内膜炎赘生物及肿瘤脱落；乳头肌或腱索断裂，瓣膜穿孔导致的心瓣膜关闭不全；严重的主动脉口或肺动脉口狭窄。没有足够的血供，尤其是血管壁失去了血液的压力，血压自然也起不来。

第三种：心室充盈障碍——储备库存减量，产出跟着低迷，心脏射血量减少。

各种急性心包压塞；严重二尖瓣、三尖瓣狭窄等会导致此种情况，左心室这个口袋里面装的血量减少了，自然往外输出的也就减少了。

第四种：心脏直视手术后低排综合征。

这个听听名字就好，它实在是太抽象了，即便作为急诊方向医生的我们都不太了解。大概就是由于手术后心脏不能适应负荷增加所致，一般来说，大手术后的心脏需要一段时间静养才能恢复元气，如果中间有什么闪失，就会出现这个症状。

心源性休克按照严重程度分为轻度、中度、重度和极重度。

轻度休克的患者，神志清楚，但情绪上会烦躁不安，面色会发白，口干、出汗、心率超过 100 次 / 分钟、脉速均匀有力。

中度休克的患者面色也呈现苍白，表情淡漠，四肢发冷，肢端发绀，血压的收缩压在 60~80 mmHg，尿量会明显减少。

重度休克的患者意识已经出现模糊、反应迟钝，四肢发绀，皮肤出现大理石样改变、心率超过 120 次 / 分钟，收缩压已经降至 60~40 mmHg，会出现尿闭的现象。

极重度休克的患者处于昏迷状态，呼吸不规则，口唇皮肤发紫，脉搏极弱或测不到，心音为单音心律（没有收缩和舒张的"咚哒"声）、收缩压 <40 mmHg。无尿，皮肤黏膜和内脏出血，甚至出现多器官功能衰竭。

心源性休克会引发各种脏器并发症，比如休克会引发肺部和肾血流的低灌注情况，引起肺和肾的损伤，造成这两个器官的衰竭；休克会因为动脉压下降引起脑供血不足造成脑组织损伤，而大脑缺血缺氧时间过长，往往会出现缺血缺氧性脑病，就算把命救回来了，患者也可能会成为植物人状态；肝缺血会引发肝衰竭；胃肠道则会因为血流灌注不足造成消化道溃疡和出血性肠炎。

对于心源性休克患者的治疗，一旦确诊，需要立即开展救治，必须要遵循以下原则。

第一是必须卧床休息，让患者第一时间吸氧，止痛，迅速进行静脉滴注药物和进行心电监护和血流动力的监测，尤其要观察尿量。

第二是要扩充血容量，如果患者出现低血容量状态，就必须首先扩充血容量。如果患者还有代谢性酸中毒的症状，还要及时纠正患者水和电解质的紊乱。若经上述治疗后，泵衰竭仍难以控制，可考虑应用非洋地黄类正性肌力药物。但也有人认为若有心脏扩大而其他药物治疗无效时，可酌情应用快作用洋地黄制剂。

第三是尽量使用血管活性药物，我们在补足患者的血容量后，如果休克仍未解除，就要考虑使用血管活性药物或正性肌力药物，比如：多巴胺、多巴酚丁胺、间羟胺、去甲肾上腺素、硝酸甘油等。血管活性药物有扩张血管和收缩血管两大类，作用各不同，要注意区别。正性肌力药物用于急性心肌梗死所致泵衰竭以应用吗啡或哌替啶和利尿药为主，也可选用血管扩张药以减轻心脏的负荷。

第四是如果患者有心梗的症状，就要尽量维护好心脏，缩小心肌梗死的范围，尽量让濒死和严重缺血的心肌恢复活力。救治措施有静脉和冠状动脉内溶栓，施行经皮冠脉腔内成形术和冠脉搭桥术。

第五是应用止痛药物的同时必须要密切观察患者的病情。一般来说，止痛后患者血压都会回升，但必须警惕药物可能引起的副作用，比如：恶心、呕吐、呼吸抑制、缺氧等。

第六是供氧方面，心源性休克的患者必须要保持吸氧和呼吸道通畅，以预防可能发生的低氧血症，而且维持正常或接近正常的氧分压，也有利于缩小心肌梗死的范围，改善心肌功能。

近年来，新型抗休克药物不断问世，加上医学界对于休克的研究不断深入，对很多药物的抗休克作用有了更新的认识。

比如：抗休克药物纳洛酮，它可通过拮抗内啡肽，起到抗休克、防止血压下降的作用。

比如：1,6-二磷酸果糖是葡萄糖代谢过程中的重要中间产物，具有促进细胞内重建高能基团的作用，可用于心源性休克的辅助治疗。

比如：血管紧张素转换酶抑制药（ACEI），通过减少血管紧张素 Ⅱ 的生成从而减轻心脏负荷，改善供血。

除了药物，目前临床上还运用一些先进的技术来治疗心源性休克，比如主动脉内气囊反搏（intra-aortic balloon pump，IABP）。它的作用原理是将充气的气囊导管插进患者的胸主动脉，用心电图的 QRS 波触发反搏，使气囊在收缩期排气，降低主动脉的收缩压和心脏的后负荷；而在舒张期的时候，气囊充气又使主动脉舒张压明显升高，从而增加冠状动脉舒张期的血流灌注，提高心肌供氧和促进侧支循环的建立，以减少心肌坏死面积和改善心功能。不过，这项技术必须运用在患者休克的前期和中期，如果在后期再施行主动脉内气囊反搏，往往会失去抢救时机。

最后，尽早防治并发症和重要脏器功能衰竭也是治疗心源性休克的重要措施之一，所以对水、电解质和酸碱平衡的调整是非常必要的。同时，我们还要防止继发感染，临床上以呼吸道感染和泌尿道感染最常见，这个时候就要根据细菌药物敏感试验选择合适抗生素予以治疗。

近年来，由于各种早期冠状动脉再灌注和维持血压的各种新举措的诞生、发展，心源性休克住院的病死率有所下降，但它依然是急性心肌梗死患者住院死亡的主要原因。

写这两段的时间正好是值班日，急诊科是急危重症患者扎堆的地方，每位急诊的医生都知道，上班的这段时间就是随时准备和死神斗争的时间，昏迷、呼吸困难、心力衰竭、咯血、呕血、创伤、中毒……各种在死亡边缘徘徊的场景，监护仪、气管插管、胸外按压、呼吸机……对于急诊科医生来说就是最熟悉的"工作伙伴"。虽说对这些场面已经见惯不惊，但是这些年我们还是不得不感叹，在抢救室抢救的患者由以前的以老年人为主渐渐已经趋于年轻化，特别是青年人心脑血管急症的发病率呈明显上升趋势，每年总要遇到好些40岁左右突发心肌梗死、脑梗死的患者，正是风华正茂的年纪，可是有人却早早就离开人世。

成都夏天特别热，入秋也特别麻利，一场秋雨一场凉，今天已经下一天雨了，灰蒙蒙的天、一阵阵风吹来，竟弄得我有些微微颤抖，刚刚准备夜查房，一阵急促的电话声叫停了我刚刚要迈出办公室的脚步，电话号码显示是抢救室的，情况不妙，我接通电话，果然就听到电话那头护士老师焦急的声音："抢救室来了一位38岁男性，之前在诊断室就诊，胸痛、胸闷，怀疑心绞痛，在完成心电图的过程中突发心跳呼吸骤停，现在正在紧急心肺复苏……"我一边听电话一边狂奔，以百米冲刺的速度冲进抢救室。

抢救室正中间的抢救床周边已经里三层、外三层地站满了医生、护士，值班医生已经插好气管插管，其他几位医生轮流做胸外按压，护士老师负责静脉推注抢救药，心电监护仪上显示出的全是按压图形，5分钟过去了，患者的心跳仍未恢复，大家继续努力着，突然监护仪上提示开始出现室颤，这可不是好事，需要马上除颤。我一把拉过除颤仪，打开开关调整到除颤模式、给患者贴上电极片、充电200焦、确认无人接触患者、放电，一次除颤完毕，大家眼睛都齐齐盯向心电监护仪，仍然是室颤，再来重复一次，放电结束，监护上显示室颤消失了，除颤成功，但是患者仍然没有自主心跳，继续胸外按压、静脉推注抢救药，十分钟、二十分钟、三十分钟过去了，患者的心跳和呼吸仍未恢复，双侧瞳孔已经散大，我们停止了按压，监护仪上显示出一条直线，患者离开了。整个抢救室安静得可以听到自己的心跳，看着病床上躺着的安安静静的患者，我深深地吸了一口气，整理心情，准备去和患者家属沟通情况，患者的妻子中等个子，戴着一副眼镜，可以看到微微隆起的肚子，当听到丈夫离开这个消息，没有撕心裂肺地哭，很平静地提出最后再去看一眼丈夫，手却在不停发抖。我知道她是在强忍泪水，因为肚子里的宝宝，她必须要坚强。事后，我才得知，女人肚里怀的是一个试管婴儿，夫妻俩努力了三年多才成功，眼看幸福触手可及，却发生了这样的不幸。为此，我的心情低落了好长一段时间，一回想起女人在听到噩耗瞬间的眼神，心里就说不出的难受，要是自己能够把这条生命留住该有多好啊！有时候，面对生死，医生有太多无奈、太多不甘、太多心酸……

　　这个案例就是典型的心源性猝死，每年我们在急诊室遇到这样的患者不在少数。猝死一般分为心源性和非心源性，以前者居多，而前者中最常见的病因为冠心病（急性心肌梗死）、恶性心律失常。40~50岁是猝死的高发年龄段，最近统计发现，猝死的发病率在逐步年轻化。心源性猝死一旦发生，死亡率极高，当然也有幸存者，著名的丹麦球星埃里克森在比赛中发生心源性猝死，幸亏球场医疗保障完美，才能够死里逃生。冬季因为寒冷刺激，心脑血管事件频发，也是心源性休克高发的季节。大家是不是都有一样的感觉，经常看到关于心源性猝死的新闻报道，而且感觉都是和自己生活方式很相似的人，一边惋惜感慨，一边也会焦虑自己会不会也发生同样的不幸。这里，我们可以再给大家陈述一个严峻的事实，据统计，我国是世界上心源性猝死发病率最高和死亡人数最多的国家，没有之一。绝大部分心源性猝死发生在医院外，错过了黄金救治时间，也造成了心源性猝死的救治成功率极低。因此，在心源性猝死的救治上预防远比治疗更重要，要做到预防有效，我们就需要知道心源性猝死的先兆或者诱因有哪些。

心源性猝死发生之前其实是有一些先兆症状的，比如特别的疲乏、大量出冷汗、全身多处疼痛感、没有原因的心动过速、肠胃不适等，患有冠心病、高血压、心律失常的患者出现以上症状时需要高度警惕，应及时到医院就诊、做检查，防患于未然。心源性猝死还喜欢找一些高强度、高压力工作的人士下手，长期疲劳、熬夜、吸烟、饮酒、不规律作息、不健康饮食等，都会引发突发的心脑血管事件，甚至心源性猝死的发生。而这部分人群又以30~45岁年龄段的人为主，他们是家里的顶梁柱，是单位的中坚力量，每天承受的压力可想而知。

一旦发生心源性猝死，黄金抢救时间是4~6分钟，如果第一时间能对猝死者进行心肺复苏，会大大提高抢救成功率。这也是为什么前面提到的对"第一目击者"的培训尤为重要，所以新生代的神就是我们自己，打通院前急救"最后一公里"，在猝死的救治中具有重要意义。

第五节　伤心欲绝不是随便说说——应激性心脏病

中国有一个成语，叫做伤心欲绝，意思是人一旦遭遇十分悲伤的事情，会造成情绪的低落，甚至会走上自绝的道路。无独有偶，全世界的文学中也有一个共同的比喻：心碎！

那么，心真的会碎掉吗？它又会因为什么原因而碎裂呢？它真的能控制人的情绪吗？它裂开了，人不是就死掉了吗？

这些问题，估计不管是问文学家还是医生，他们都会哭笑不得。文学家会告诉我们，这只是一种修辞的手法，不用那么在意。而医生也许就会很认真严肃地告诉我们：心碎是真的，如果我们遭遇了极端的刺激，心脏真的有概率会停止跳动，让我们失去生命。

可是，也许我们还会问：现代医学不是早就证明了人的精神和思维只由大脑控制吗，心脏只是一个负责全身血液循环的"发动机"。

这话可以说也对也不对，心脏确实是只负责人体的血液循环，但是我们的老祖宗很早就在中医典籍中提到：人有七情，即喜、怒、忧、思、悲、恐、惊。这七种情绪如果在短时间因为遭受外界的刺激而过度强烈和持久，就被称为"伤七情"，从而影响人体气血的调节，造成紊乱而致病。

现代医学对此的解释则是：人的性格中有着非常复杂的心理因素，对外界的刺激的耐受度也不同，疾病也是。我们可以这样想：高血压患者在受到刺激时，血压会在瞬间飙得老高，那么他们的心脏必然是会受到影响的。

经过长时间的研究，现代医学将这种现象定义为"心碎综合征"，也可以称为应急性心脏病。这个名字太有意思了，一听就包含了浓重的感情色彩，"心碎"二字在这里也被赋予了双重意义，一是因为感情因素，尤其是悲伤的感情，导致了疾病的发生；二是出现严重的心功能障碍，感觉心已经碎裂开，无法完成正常的功能了。

因为"心碎综合征"而进医院甚至失去生命的案例其实近年来屡见报端——几年前山东临沂有位贫困大学生因为遭遇电信诈骗，家人辛苦筹集的学费被骗得一分不剩，伤心得引发心搏骤停，不幸离世；一家母子俩相依为命，母亲去世后仅一个月，儿子也因为伤心过度引发心脏病离世。

这样的案例让人唏嘘不已，但也让我们开始正视起"心碎综合征"。那么，它是怎样进入医学家们视线的呢？

"心碎综合征"从最开始被人们察觉，到一步步进行研究和验证，中间经历了不小的波折，因为在以往的医学观点看来，人的精神和生理界线相对是分明的。

1986 年，美国马萨诸塞州一位 44 岁的女士被送到医院。她自述自己上午的时候感觉还不错，但到了下午时，忽然觉得胸口发闷，随后强烈的疼痛感从胸口开始，甚至放射到了左臂。

医生给女士做了详细的检查，他们最开始认定这位女士是心脏病发作。然而检查结果让所有的医生大跌眼镜——女士并未患任何冠状动脉性心脏病，她心脏周围的血管里也没有危及生命的血栓。

这位女士在医院里待了一天就出了院，经过短暂的休息，她告诉医生们自己没有任何问题，也不愿负担昂贵的医疗费了，说自己又恢复到了平时轻松的状态。

这起表面看上去像是心脏病的案例让马萨诸塞州医院的医生们来了兴趣，托马斯·瑞恩和约翰·法伦医生经过一番调查和走访后在《新英格兰医学期刊》上介绍了这个罕见的病例。他们认为，女士的心肌还是有损伤的，但却不是因为病症引发，而是因为女士在之前的日子里受到了重大的打击，导致情绪低落——她 17 岁的儿子自杀了。

实际上，在 20 世纪中叶，就有医学的研究人员对情绪引发人的心脏发生真实的生理病变在做着研究。甚至可以说，这一论点，最开始不是来自对人类本身的研究——野生生物学家和兽医们很早就注意到，动物在极端情绪下，身体机能会遭受严重破坏。他们发现，当动物在遭遇生死攸关的恐惧时，身体会发生一些奇怪的变化。例如，它们被捕食者抓住后，血液中肾上腺素浓度在一瞬间飙升，让血液变成毒液，对肌肉构成严重的破坏，自然也包括心肌。这种现象被野生动物学家们称为"捕捉性肌病"。

他们同时也意识到另外一个问题——人工饲养或追踪研究等活动都是出于科学研究和动物保护的目的，但在抓捕它们的时候，这种行为却无异于要它们的命。

到了 1974 年，这种现象已经在兽医界中被广为人知，兽医们以此为理由向宠物的主人们贩卖各种稳定动物情绪的药品；《自然》杂志在介绍如何避免宰杀动物时动物体内产生毒素的一篇文章中，连"捕捉性肌病"究竟是个什么东西都懒得提；野生动物学家们大方地承认——许多非人类物种都会因为紧张而患上心肌病，包括各种哺乳动物和鸟类。

也许是这个观点启发了研究人类的医学家们，比如美国科研人员凯瑟琳·鲍尔斯和芭芭拉·内特森－霍洛维茨在他们合著的书中阐述了自己的观点：情绪能够导致心脏结构发生真实的生理病变。

但这个观点在当时还是遭到医学界普遍的质疑，大部分医生认为，应该把精力放在肉眼可见的实际问题上比如动脉粥样硬化斑块、血栓什么的，情绪应该让精神科医生去烦恼。

这样的情况一直持续到20世纪90年代中期，越来越多的研究纷纷显示——人类也有可能因为极端心理压力而出现生理问题。1994年1月17日凌晨，美国洛杉矶发生了6.8级地震。随后，有研究人员在《新英格兰医学期刊》上发表文章表示：早晨的地震令许多人惊恐万分，当天与心血管病相关的死亡病例数大幅上升，死亡病例都与在睡梦中被地震惊醒而产生的极度紧张有关。1995年，研究人员杰里米·卡克、西尔维·高德曼和利昂·爱普斯坦也提出了他们的研究成果——与往年同期相比，1991年1月17日当天，因为心脏相关的问题而死亡的以色列人数量最多。因为那一天刚好是海湾战争爆发的日期，伊拉克当天向以色列发射了多枚导弹。当然，这些逝者都没有在导弹袭击中受伤，也没有住院接受治疗。

同一时期，日本医学界将由极端的紧张和恐惧情绪引发的心脏病称为"章鱼壶心肌症"，是因为这种病症发病时会导致患者左心室膨胀，让日本人联想起钓鱼时使用的章鱼壶。

不过，对于情绪和心脏病之间关系的研究进展依然缓慢，直到2005年，世界权威的医学文献中才出现了足够多的研究来阐述这个问题，逐渐引发大众的关注。就在那一年，应激性心肌病的地位在医学上得以确认。

"心碎综合征"又称Takotsubo综合征，被广泛承认是一种应激性的、急性扩张型心肌病，临床表现类似急性心肌梗死，但很少出现血管狭窄或堵塞。它与大众熟知的猝死不太一样，通常过度劳累、过度愤怒有可能会导致人猝死，但前提是发病的患者心血管本身存在一定的基础病，譬如说有冠心病、心律失常等。

而"心碎综合征"则是由于人精神受到强烈打击时，过度悲伤，让身体大量释放一种叫儿茶酚胺的激素，从而引发应激性的心肌病，让心尖球形扩张，严重时导致心搏骤停。

美国梅奥诊所对"心碎综合征"的诊断提出了四条标准。第一，左心的收缩功能障碍是暂时性的；第二，通过血管造影等检查并未发现冠脉血管有斑块破裂的证据；第三，心电图可见 ST 段改变或（和）T 波倒置等类似冠脉缺血的改变；第四，排除了嗜铬细胞瘤或者心肌炎的诊断。

而比起各种急救措施，预防"心碎综合征"同样很关键，我们的建议是大家在平时的生活和意外发生时一定要做好自我的心理疏导，周围的人更要及时对这一群体提供安慰和帮助，尽量减少悲剧的发生。

我国中华医学会科学普及分会对于"心碎综合征"的防治给出了几点重要的建议，核心的思想是提高患者自我情绪的管理能力和预防情绪性的心搏骤停。

第一，我们应该直视问题，积极主动寻找负面情绪背后的真正原因，主动学习如何避免情绪的无限低落，不给自己的行为找所谓"说得通"的理由；第二，在遭遇事件之后，要找能客观看待问题的朋友倾诉，避免无休止地诉说，让自己以最短的时间停留在负面情绪中；第三，要明白负面情绪不可能完全消灭，只能减少，人的情绪波动是正常的，要正视这个问题。

美国斯坦福大学曾有一个有关人面对悲伤事件的研究显示，陷入悲伤的患者的患病率和病死率都会因悲伤过度而增加，时间是在他们经历悲伤后的 6 个月内。研究还显示，"心碎综合征"的发生与人的性格有关，美国最早将人的性格分为 A 型和 B 型，A 型性格表现为急躁，易冲动，缺乏耐心，时间紧迫感强，争强好胜；B型性格则从容不迫，耐心容忍，会安排作息。善于控制和调节情绪的人能及时消解和克服不良的情绪，最终能走出阴影。而那些平时所谓"喜怒不形于色"的人，总是强行压抑情绪的外露，在面对自己无法压制的悲伤时，大概率会败下阵来，给自己健康带去危害。

对此，美国阿肯色州大学也公布了他们对"心碎综合征"病例的研究。他们分析了1 000家医院的数据库，找到了6 200多例"心碎综合征"的病例。这些病例中，只有671例是男性，女性的发病风险是男性的7.5倍，其中55岁以下女性的发病率是同龄男性的9.5倍，55岁以上女性的发病率比年轻女性高3倍。

"心碎综合征"如果不及时处理，血管痉挛厉害时，也会使心搏骤停、呼吸停止，出现猝死，所以不能掉以轻心。庆幸的是，如果没有严重的并发症，"心碎综合征"比器质性心脏病的预后好，患者的心脏不会受到永久伤害，通常在接受住院治疗，经过心理的平复、适当的心肌营养治疗和休息后，患者会很快好转和康复。所以对于遭遇了悲伤之事的人来说，过度伤心时如果感到剧烈的胸痛和胸闷，一定要及时就诊，做好相关的检查，卧床休息，避免恶性心律失常的发生。

我们也曾经经历过这样的病例。有一天早上，一位满身是伤的中年男子被送进我们的抢救室，他年仅40岁，是个出租车司机，早上刚出车没多久就遭遇了车祸。

我们拼尽全力也没有把他从死神的手上夺回来，他的伤实在是太重了，也因为送医途中多少有耽误。

当他的遗体被盖上白布的那一刻，他的妻子和女儿也赶到了。母女二人在抢救室哭得死去活来，母亲几次晕倒在地上。我们从稍后进来的他们的亲戚口中才得知，这家人就靠老公开出租车维持生计，好在妻子贤惠持家，女儿懂事上进，一家人虽然赚钱不多，但日子过得还算幸福。两口子的感情也非常好，结婚十几年从来没有吵过架、闹离婚什么的。现在家中的顶梁柱塌了，此生的爱人也去了，作为家里的女主人自然是伤心欲绝。

但人死不能复生，我们做不了什么，只能劝慰她们想开一点。本以为这件事就算结束了，结果不到一个星期，一天深夜，这个母亲又被她女儿急匆匆地送进了急诊室。

母亲送过来的时候人有点迷迷糊糊，对于外界没有反应，可以说显得有点痴呆。这更让女儿恐惧，她向我们诉说母亲的病情。说她母亲这些天精神一直不好，她也只好请假在家里陪护着，就怕母亲想不开。晚上吃过饭，母亲忽然捂着胸口倒在床上说自己胸口痛得厉害，随后浑身大汗淋漓。女儿见状也是吓得够呛，连忙把母亲送来医院。

我们一听这话也很着急，胸口痛，冒大汗，这明显是急性心肌梗死的症状啊，做了心电图后，看着显示的广泛导联 ST 段抬高，我们简直心急如焚。

心内科的医生被叫来会诊，每个人都很感慨，想着前段时间这家女儿才没了当爹的，难道没几天当娘的又要出事吗？急诊安排了冠脉造影检查，结果出来是阴性，冠脉血管完全正常，没有看见狭窄或是斑块，这个结果让我们所有人都松了口气，但是也很疑惑这是什么原因造成的呢？在临床上，其实知道"心碎综合征"这个疾病的医生并不多，用通俗的话讲，就是比较小众的疾病，因此，这位患者的诊断也让我们陷入了深深的沉思。

这位患者被紧急收入了急诊监护室治疗，紧急做了床旁心脏超声检查，发现心脏有力的跳动此时变成了蠕动，基本丧失了射血功能。按照心功能不全给她进行了对症治疗，起初两三天，患者的心脏功能还是很差，在崩溃边缘徘徊，我们也在努力查阅资料寻找发病的原因，到监护室的第四天，她的病情发生了大的转折，复查心脏彩超发现心脏的搏动恢复了，射血情况良好，很多指标都达标了。这个转变让我们更加疑惑，下班回家熬夜继续翻阅资料，终于，有一个发生在国外的病例让我们眼前一亮，这位患者也是在家人意外死亡后突然出现了急性心功能衰竭的表现，医生初步诊断也是急性心肌梗死，冠脉血管检查也是阴性，后来被诊断为 Takotsubo 综合征，在保护营养心肌、改善心功能等一系列治疗，再加上心理治疗师的心理干预治疗后痊愈出院。这也是我们第一次听说了"心碎综合征"这个名字，再和我们这位患者一对比，简直一模一样的经历和症状，她也是因为亲人的意外离世，很突然，伤心过度，患上了"心碎综合征"。所以说，医学上没有谁能说自己是权威，不管工作多长时间，只有不断实践和不断学习，才能积累丰富的临床经验。

经历过这么一例病例，从此我们的"医学百宝箱"里面又多了一个名字——"心碎综合征"。

庆幸的是，"心碎综合征"是可防可治的。人是非常独特的个体，每一个人都有自己的思想、性格，但当不良情绪产生时，我们都应通过适当的途径和手段排遣发泄它，也只有坚强、乐观地面对一切挫折，才能让"心碎综合征"远离我们。

第六节　天使与魔鬼的博弈——高原病

高耸的皑皑雪峰，辽阔的草原牧场，蓝得沁人心脾的天空，软绵绵的朵朵白云。没错，这些都是描写高原风景的句子，如今的现代职业人群，工作压力大，生活节奏快，所以都把节假日出去旅游当作舒缓压力和放松心情的重要活动。而西藏、青海这些高海拔的地方因为风景优美，自然成为了近年国内游的首选之地，再加上各种媒体的宣传、网络上大师级别的照片、视频广为流传，高原已经成了旅游、摄影爱好者的天堂。但作为医生的我们还是需要提醒一下广大的游客，在选择旅行的目的地时，对于这些海拔高的地方，一定事先在生理和心理上都要做好充分的准备，否则一趟浪漫的旅游可能会出现一些瑕疵，甚至会变成一次致命的旅程。

之所以这样说，是因为近年来，我们在急诊救治过不少因为缺乏高原健康和保健知识而出现严重高原反应的病人。对于低海拔地区的人们而言，如果前往高海拔地区时对可能出现的高原反应不能充分地重视，付出的代价可能就是宝贵的生命。接下来，就让我们来聊一聊在高海拔地区旅行的时候，游客面临的一个困境——高原反应。

从医学角度来说，"高原"指的是海拔 3000 米以上的地区，因为在这个高度，大多数人在静息状态下身体会出现不同程度的高原反应，如果海拔高度大幅超过这个数值，人的生理、病理和临床方面的改变会明显地加剧，有相当的概率会引发一系列的病症。

当然，每个人的体质和身体状况都有差异，对于海拔的敏感性也各有自己的特点。一般来说，在海拔 2438 米以上时，就会有近半数的人出现轻微的高原反应，比如视网膜充血、头轻微的疼痛、下肢轻度水肿。但这些症状很容易被忽略，而且也几乎不会对身体构成负担，甚至都可以用食疗的办法来减缓和治疗。比如多食用一些富含糖的食物，因为糖（碳水化合物）氧化供能较油脂类食品需要的氧气少。

海拔高度超过 3000 米时，位于这个高度的人如果出现高原反应，情况就会比较严重了。比如头痛的程度会加剧，合并出现恶心、呕吐、全身无力、头晕目眩到无法行动。

这些症状会在人抵达高原地区 6~12 小时发生，如果及时处置，治疗得当，24~48 小时内就能得到缓解。但如果这个时候患者还掉以轻心，想着靠身体硬撑，那么接下去，高原反应的两大杀手就会找上门来——高原性肺水肿和高原性脑水肿。

到了这一步，患者会出现意识混淆、急性精神分裂、有幻觉、咳嗽不停、最终可能出现抽搐及昏迷，从而陷入濒死的境地。

也许还会有人问，高原反应对人的心脏会不会造成损害呢？

答案是显而易见的，在医学上，高原性心脏病特指的就是低海拔地区的居民进入高海拔的高原地区后，因为机体处于缺氧环境，肺动脉持续高压，心肌细胞缺氧而致右心室肥大，最终发展为心力衰竭的一种心脏疾病，是高原病的一种。甚至就连从小生活在高原地区的人群中也有比例不小的人患上。

高原型心脏病的患病率随海拔的升高而升高，与年龄、性别等因素也可以说密切相关，在患者人群中有男性高于女性，小儿高于成人，移居高原者高于世居高原者的特点。其主要致病的原因就是缺氧。患上这种病的人最开始是不定期出现胸闷、心悸、气促、呼吸困难、水肿等症状，心脏功能代偿期的患者可以长期耐受，没有明显症状和体征，只是有的时候会在某些诱因作用下出现心力衰竭。

等到进入心功能失代偿期，病程进展会非常迅猛，各种症状的剧烈程度也会远大于往昔，患者甚至会出现并发症如消化道出血、血栓和栓塞。

近几十年，对于高原反应造成的各种病症，医学上有着系统的研究和预防，比如在对进入海拔 3000 米以上高原地区的游客的身体状况的要求，各景区都有着明显的提示，有以下病症和病史的游客，一般来说是尽量劝阻其前往的。

各种器质性心脏病、严重心律不齐、静息心率每分钟 100 次以上、高血压病和各种血液病；

慢性呼吸系统疾病，尤其是支气管扩张、支气管哮喘、活动性肺结核等；

癫痫、严重的神经衰弱；

肠胃疾病，比如消化性溃疡，慢性活动性肝炎等；

肝、肾、脾和内分泌系统慢性疾病；

曾有过高原心脏病，高原性肺水肿、脑水肿病史的游客；

进入高原时正患有上呼吸道感染发热的病人，体温在 38℃以上。

这些病症，在平原地区可能不算什么，但如果到了高原地区，会有极大的概率引发病症的加剧和猛烈暴发，所以如果你是其中一员，还是及时地修正自己的旅游计划为妙。

高原性肺水肿和高原性脑水肿是我们急诊科收治最多的高原病，一旦出现这两种表现，如果不及时给予正确的处置，很有可能造成生命危险。这些患者中有第一次到高原旅游的"新手"；有经常在高原生活工作，由平原返回高原后突发高原反应的"老手"，对于后者，我们采集病史的时候都会多问几句，一般情况下都有诱因，比如返回高原前有熬夜、受凉感冒等病史。

因此，千万不要以为长期生活在高原的人，再次回到高原就一定不会发生高原反应。

这一点，本书主编有过自己的亲身体会。

我小时候长大的县城海拔差不多为两千米，以前爬三四千米海拔的高山都是小跑前行，因此很长一段时间我都觉得自己不会发生高原反应，直到工作以后一次去玉龙雪山，山顶海拔为四千多米，上面风景绝美，我是乘坐缆车上去的，随着缆车的高度一点点上升，山顶上壮观的雪景也一点一点在我眼前展现，刚到山顶，我就激动地跳下缆车准备冲进这幅画卷中拥抱皑皑白雪，结果脚一着地差点没站稳，怎么有种踩在棉花上的感觉，头还开始剧烈疼痛起来，完了，发生高原反应了！扶着铁栅栏，走了几步，实在受不了，赶紧停住脚步，坐上下山的缆车返回山下，草草结束了这趟旅程。

事后，我也经常把这次经历作为教案给学生们讲课，这可是用自己的生命换来的深刻领悟啊！

高原旅游很时髦，但是仍然有一些游客事先未能做好准备，甚至对高原反应的症状都很陌生，最后造成了一些不太好的后果，让人惋惜。几年前，急诊病房收治了一位年过七旬的老人，外地来的游客，到著名景点佛教圣地色达旅游，一家六口人，因为在网上看见过色达的照片被深深吸引，这家人平时长期生活在平原，对高原的特点和高原反应了解甚少，到了景点看到宏伟的寺庙、气势磅礴的一片红色都很激动，虽然有些轻微的头痛头晕，但是大家都没太在意，当天晚上这位老太太就说头痛加重、感觉很疲乏，早早上床休息了，家里人认为可能是旅途疲劳，第二天想着让老年人多休息一下，就没去打扰，直到第三天早上，发现这位老太太还在昏睡，反应有点差，才赶快送到附近医院，医生一看就急了，赶紧把氧气面罩给带上，救护车紧急送往了我们医院。这位患者住院后神志一直未能恢复，我们坚持做了两天高压氧治疗，把该用的药都用了，可是，在入院后的第三天，我们仍然没能留住她的生命。发生在这位患者身上的就是典型的高原性脑水肿，其实她在到景点的当晚就已经发生状况了，如果家属能够及时意识到这个疾病，早点脱离高原，及时救治，她的生命是可以挽救回来的。但非常遗憾，脑水肿发生的时间太长了，脑细胞已经发生了不可逆的损害。

那么，高原反应是不是就是阻拦我们进入高原地区的"拦路虎"呢?

实际上，无论身体健康与否，我们在进入高原地区前都应该做一些充足的准备工作，包括身体、心理、生活习惯方面，如果这些都能调整到最佳的状态，高原反应也就不足为虑了。

具体的措施，可以遵照以下的原则合理施行。

在进入高原地区的前两个月，我们可以针对性地做一些适应性的锻炼，比如登山、长跑、负重行走和跳绳等，以增加肺活量和适应力。不过要注意一点，运动量不能过度，平时坚持锻炼，运动量比较大的人提前半个月应该减少或者停止运动。

提前了解当地的气候特点，带好合适的衣物，注意防寒保暖，减少身体消耗氧气来维持体温，避免急性上呼吸道感染。

保持良好的心态，对于高原反应也不用产生恐惧感。

在进入高原地区的前两天避免剧烈的活动及耗费体力的工作。

饮食上多摄入糖类和优质蛋白，利于克服低氧给身体带来的不适。原则上禁止吸烟、不饮或少量饮酒以减轻身体对氧气的消耗。

近十几年来，因为我们国家经济的飞速发展，出游人口的增多，对高原反应的防治在医学上成为一个比较重要的问题，毕竟谁都不希望自己在欣赏壮丽的风景时忽然晕倒。

目前对于高原反应的用药，乙酰唑胺算是一线的预防用药，同时它也具有良好的治疗效果，还能加速人体适应高海拔环境，缓解在高原地区的失眠症状。另外，酚咖片（百服宁）有助于控制高原反应引起的头痛，是登山者的常备药；西洋参可以缓解疲劳，提升精力；速效救心丸在高原反应紧急发作时服用，有助于缓解症状；丹参滴丸对于保护人的心血管有很好的作用，尤其是在高原地区。

当然，如果我们的身体在进入高原地区后已经发生非常严重的反应，首要的治疗就是吸氧，给予高流量吸氧或者面罩给氧，及时下到海拔较低的地方，就近就医。

在这里，给大家讲一个真实的故事，一场跨越千里的惊心动魄的救援，主角就是发生严重高原反应的一位患者，结局是圆满的。

两年前夏天的一个下午，急诊室里人来人往，一切如常地运行着，进进出出推送患者的担架、抢救室里响个不停的电话铃声，在急诊科工作这么长时间，最让我们头疼的就是听到救护车的鸣笛和办公室的电话铃声，至今仍不能坦然接受。正在抱怨这电话响不停，突然看见主任一脸神色凝重地小跑进来，"快，快，快准备好转运呼吸机，呼叫ECMO小组成员紧急集合，备好医疗用品，马上准备出发到甘孜出任务"。话音刚落，抢救室5G设备的大屏幕上已经看到有画面呈现出来了，是一个医院抢救现场，患者昏迷、已经进行气管插管、呼吸机辅助通气了，气管插管管腔里面还可以看到不断涌出的粉红色泡沫痰，患者身上布满了输液的管道和监护仪器的连线，监护仪不断在报警（监测到患者的指征有异常），隔着屏幕都能感受到对方医生的焦急，这位患者的病情相当危重，当地医院已经竭尽全力去救治了，但是因为地处高原、受限于医疗资源缺乏等因素，目前患者的情况不是很乐观，因此向我们医院发出求救信号，几位资深医生守在屏幕前指导着治疗，另外一队人马带齐装备迅速登上了救护车奔赴甘孜……

患者是一位37岁的年轻女性，在甘孜州白玉县某镇（海拔3900米）出差，到达目的地的第一天就有些头昏不适，吸氧以后就缓解了，第二天再次出现头晕、胸闷、呼吸困难，吸氧后症状无缓解，在如厕时突然倒地、呼之不应，被紧急送往当地县医院，在转运途中患者出现咳粉红色泡沫痰，意识障碍加深，逐渐昏迷，到达县医院的时候，患者已经处于濒死状态，全身湿冷，急诊室医生马上进行了气管插管、呼吸机辅助通气治疗，抢救过程中患者突发心搏骤停，立即徒手心肺复苏，按压约2分钟后恢复自主循环，在此过程中，患者开始出现频繁抽搐，升压药、镇静药、激素、利尿剂等抢救药品已经齐上阵，整个救治过程火力全开。从该患者的发病起因、症状来看，当地医院给出了如下诊断：急性高原性肺水肿、急性肺源性心脏病、急性全心衰、心源性休克，呼吸、心搏骤停，心肺复苏术后、缺血缺氧性脑病、高原性脑水肿、继发性癫痫。当地医院已经把几乎能用上的仪器、药品都用上了，可是患者的病情仍然很危险，我们的救治小组赶到县医院时，患者的情况很不乐观，血压需要较大剂量的升压药维持，呼吸机条件基本已经给到了上限，气道内不断涌出大量粉红色泡沫痰液，患者意识没有一点好转，瞳孔也开始散大，最可怕的是已经 3 个小时无尿了，这就意味着她的肾功能也开始出现问题了，尽管使用了较大剂量的镇静药，患者仍在反复抽搐。救治小组快速、一致作出判断：必须尽快往低海拔地区转移！那么，问题来了，该县城海拔 3500 米，且患者目前的情况无法耐受转运，随时有再发心搏骤停的风险，救治小组经讨论后决定先安置 ECMO，在 ECMO 的保驾护航下实施转运。不到半小时时间，救治小组就成功安置好 ECMO，机器开始运作，随着经机器氧合后鲜红色的血液由导管流入患者体内，患者的情况有了好转，呼吸机支持条件降低了，患者开始有尿了，血管活性药物的用量也开始慢慢下调。此时，新的麻烦出现了，患者开始出现中枢性尿崩（缺氧导致脑细胞损伤），尿量越来越多，自身的血容量开始有点不能支持机器运作需要的流量，我们急需大量的血液或者蛋白制剂，但是，这里没有血库，医院的白蛋白资源有限，这可难倒了大家，我们几乎已经搬空了县医院的所有白蛋白库存。正在大家沮丧之时，一队身影出现在眼前，不是别人，正是哪里有困难哪里就有他们的解放军战士，这世上最可爱的人，他们再一次在危难时刻挺身而出，当地驻地部队听说这位患者的情况后紧急派出了一支献血的队伍。看着患者的生命体征逐渐稳定，大家也稍稍可以松一口气了，下一步计划就是往低海拔地区转运。然而，这次转运才是我们面对最惊险的一段路途，转送的目标医院是距离相对较近的甘孜州人民医院，海拔 2000 米。用救护车转运，大约 8~10 小时的车程，需要翻越数座高山，因连日下雨，路上风险极大。还有一个办法，用直升机航空转运，转运至甘孜州人民医院大约需要 2 小时，但此时正值雷暴天气，航行空窗时间短。大家绞尽脑汁，想各种办法，终于在四川省人民政府应急管理办公室与某陆航旅协调后认为当日 15:00-18:00 有航行条件，救援队最终选择航空手段来实施转运。要知道，高海拔、恶劣的天气、极窄的飞行时间窗，再加上病情极度危重的患者，还要带上 ECMO 机器转运，这可是在医学界前所未有的一次转运，没有任何经验可以借鉴，且不说飞行过程中患者的情况随时可能恶化，单说这 ECMO 能否在这么高海拔的地方正常运行就是一件极具挑战的事情。15:10 分，直升机带着无数人的祈祷和担忧起飞了，最高飞行海拔高度 5500 米，飞行过程中患者发生了数次急性肺水肿，大量粉红色泡沫痰涌出，好在用吗啡都能得到控制，但是，让大家最最欣慰的是在整个飞行过程中 ECMO 的运作非常顺畅，没出一点岔子，流量稳定，转速正常。随着离目的地的距离越来越近，大家悬在嗓子眼儿的心终于放下来了，16:30 分，历经 1 小时 20 分，飞机稳稳落在了康定机场，这 80 分钟惊心动魄的飞行，不知道牵动着多少人的心。

不负众望，到了海拔 2000 米的甘孜藏族自治州人民医院以后，患者的病情有了明显改善，尿崩症状自行消失，粉红色泡沫痰显著减少，意识有所改善，轻微呼唤能够睁眼了。于是，在州医院稳定了一夜之后，第二天在 ECMO 的保障下救治小组带着患者经救护车陆地转运 265 km 后回到了我们大本营，收入了重症监护室继续治疗，在监护室的第 3 天，患者病情好转，撤离了 ECMO，脱离了呼吸机，第 7 天顺利自监护室转出到康复科进行后续的康复治疗。至此，这场惊心动魄的救治暂告一段落，这是一场紧张而刺激的生命"接力赛"，每位参与者都完美地完成了自己的那一棒，这位患者后来恢复得很好，没有遗留一点神经系统后遗症，是大家精湛的技术和永不言弃的医者情怀造就了这场千里救援的奇迹。

高海拔地区大都风景秀丽，山川俊秀，但我们如果想要畅游此间，还是需要对自己的身体和健康状态有一个仔细的考量，做好妥善的安排，不让高原病给我们本来心情愉悦的旅行带去阴霾。

▶ 第七节　脆弱的心——外力作用下的心搏骤停

到目前为止，我们对于各种引发心搏骤停的病症都了解得差不多了，这些病症也大多是因为我们自身的原因引发的。在《三国演义》的书和电视剧中，有一个为人津津乐道的桥段——季汉丞相诸葛亮在征讨曹魏之时，于两军阵前将本是汉臣却为虎作伥，逼着汉献帝禅位给曹丕的原大汉司徒王朗骂得活活从马上栽下来吐血而亡。

我们做医生有时无聊，就喜欢分析这样的情节，在我们专业的角度来看，王朗很大可能是在本来有基础病的身体状态之下，被诸葛亮激烈的言语刺激，羞愤之下，造成急性心肌梗死而丢了老命。

这一节，就让我们来看看，心脏有的时候能弱小到什么程度，它在受到外力的刺激时，会在人体里引发怎样的连锁反应。

心脏受到的外力刺激可分为两种：精神和物质各自的刺激，用电脑游戏的思维来理解，也可以说成一个是"魔法"攻击；一个是"物理"攻击。像诸葛亮骂死王朗，就属于前者，孤傲了一辈子的王老先生，因为晚节不保，死在了"诸葛村夫"的咒术下。

那么，精神上受到的刺激真会对心脏造成这么大的影响吗？实际上，我们先前在"心碎综合征"里就阐述过类似的理论。不过，"心碎综合征"对心脏的影响和精神压力相比，还是有不同的地方。区别在于"心碎综合征"的患者大部分是因为突发的事件，造成自己极度悲伤，从而引发病状发作得快，但只要通过积极的治疗和心情的舒缓，康复也非常迅速。

而精神压力引发的心脏损伤，则更加隐蔽和缓慢，会一点一点地侵蚀心脏，在不显山不露水的情况下给人们带去困扰。

当今现代医学的研究表明，长期的精神压力过大和失衡，对心脏那种潜移默化的伤害主要体现在以下方面：

人长期在巨大的精神压力下生活，在心血管方面会增大冠状动脉痉挛的概率，从而引起心肌缺血，再严重时会进展成心绞痛。如果这个时候还不加以注意，心肌梗死的概率也会大大增加。

如果本身就患有冠心病的人也处于这样的状态，就更容易诱发心绞痛的发作，还会使粥样硬化斑块更加不稳定，从而导致急性冠状动脉综合征发生。

长期的精神压力是当今很多人患上高血压的原因，而高血压当然会加重心脏的负荷，引起高血压心脏病，进一步发展成心力衰竭。

巨大精神压力容易引起人的神经自主调节功能的紊乱，长此下去可能导致功能性心脏疾病。

基于上述理论，精神压力导致的心脏损伤，初看似乎没有什么致命打击，可是长期处于"低气压环境"下的心肌细胞会逐渐被破坏，最终导致冠心病、高血压等心血管疾病的发生，而这些疾病在病情进展恶化后又会诱发心搏骤停的发生。因此，一旦发现患者有抑郁、焦虑的表现，我们需要及时予以相应的干预，比如给一些抗焦虑、抗抑郁的药物。如果这类有心身疾病基础的患者出现胸闷、气急等表现，要第一时间想到心血管事件的可能，及时给予相应的检查和治疗，防止病情变化，阻止其走向心搏骤停的深渊。除了治疗心脏的药物，一定要加上治疗心身疾病的药物，甚至是心身专科的一些物理治疗手段，这是和普通的心血管疾病治疗不一样的地方。

这就是"魔法"攻击对人心血管的摧残，相对于它，外力对心脏的"物理"攻击当然就直接得多，因为它是直接以外伤的形式伤害心脏。

外伤形式对心脏的伤害主要表现为钝性伤、锐性伤、挫伤，这些应该很好理解吧？钝性伤害指的是人的胸部被表面圆滑的物体击打，根据统计，这种伤害在如今的社会中大多发生在车祸中，这是因为车祸发生时，行人被车撞击，很容易就造成这样的伤害。锐性伤多由刀刺、枪弹引起，以中国的国情来说，前者非常多，后者则出现在特殊的场合，比如警察抓捕罪犯。心脏的挫伤也是车祸中致伤的一个原因，大多发生在司机身上，因为车祸发生时司机被挤压在方向盘和座位中间，挫伤也可因人高空坠地或胸壁前后受物体强烈挤压所致。

一般来说，钝性伤、挤压伤都会让心脏突然受胸骨和脊柱的加速度挤压，使得各心腔特别是左心室内的压力骤然上升，随后游离心室壁、心房壁、室间隔、心瓣膜结构等都可能发生破裂或穿孔。

锐性伤是这些外伤里最令人惊心动魄的，很多人都以为刀刺入人心脏以后一拔，就会飙得满天血，其实这都是受影视剧的误导。实际上，刀刺入人的心室，就算伤人者拔出刀，伤者也不会喷血，因为心室的肌肉十分强壮，会使伤口自动闭合，不过这个时候少量的血液流进心包会让心脏无法舒张，就会导致伤者心搏骤停，医学上叫做心包填塞。如果刀刺穿的是心房，那就会涌出大量的血液，但也不会喷射，而血液也照样会流进心包，造成填塞。只有刀刺穿人体动脉的时候，才会因为动脉压力的巨大，而在短时间内喷血，让伤者陷入失血性休克，命丧顷刻。

这些伤害里，只有刀刺入静脉是相对不致命的，如果抢救及时，伤者也许还有救，前提是没有心包填塞。

大家对脑震荡一定不陌生，而急诊还会遇到另外一种震荡伤，叫"心脏震荡"，病情进展迅速，死亡风险极高。

本书主编曾经遇到过这样一个病例，让人记忆深刻。

这是一位18岁的年轻小伙子，刚刚步入大学，美好的大学时光正在向他招手，可是悲剧却在不经意间发生了。有一天饭后，寝室几位同学因为一点小事发生了争执，这位同学和其中一位动了手，对方一拳打在了小伙的胸口上，兴许是这一拳出手有点重，只见小伙趔趄了几步就倒地不起了，呼吸急促，面色苍白，一见这情形大伙儿慌了，赶快呼叫了120送到我们医院。到了抢救室，刚被抬上病床，小伙子心跳就停了。我们第一时间给予了心肺复苏，持续了近1个小时，期间除颤5次，但是最终仍然没能将他从死神手里抢救回来。这位小伙子到底是发生了什么呢？因为胸口受到外力冲击后短时间出现了心搏骤停后死亡，其原因可能是发生了心脏震荡。在医学上，心脏震荡的发病机制目前尚不清楚，有学者认为可能是在某些外力因素的作用下，迷走神经兴奋出现心脏抑制，造成了严重的心功能障碍，出现恶性心律失常，最常见为心室颤动，最终导致了心搏骤停的发生。

从这一点来说，我们的心脏真的很脆弱。但这也提醒了我们，一定要好好呵护自己身体的"发动机"，只有它能顺畅地运行，我们才能安全地生活，享受作为万物之灵的福报。

后 记

经过长达一年的资料收集、整理，在急诊科兄弟姐妹们的头脑风暴中，我们终于完成了这本书的创作。其实，心血管病发作怎样急救，答案肯定不是唯一的，心肺复苏术仅只是人类文明发展到现在挽救自己生命的、众多的医疗技术中的一小部分。医学是一个充满未知的领域，"凡为医者，遇有请召，不择高下远近必赴"，就是医者的初心和使命。

急诊科是一个和时间赛跑、与死神抢夺性命的地方，急诊科的医生们都想掌握这世间所有的救命神技，去挽救一个又一个的生命；我们作为急诊科医生的一员，更希望通过我们作品，能让广大的读者朋友们迅速领略心肺复苏术的真谛，熟悉心血管病症的各种理论知识和实际操作技术。同时，我们也倡导更多的普通大众能够参与到学习急救知识的队伍中来，因为身边"第一目击者"越多，患者就越安全！

在这里，我们也要感谢众多为了这本书能出版上市的各界朋友，感谢出版社的老师们对这本书的倾力支持和付出。我们无以为报，只能将这种感激默默放在心里，体现在工作中，将自己的一生贡献给救死扶伤的医疗事业。